贫血 600 问

王厚才 ◎ 主编

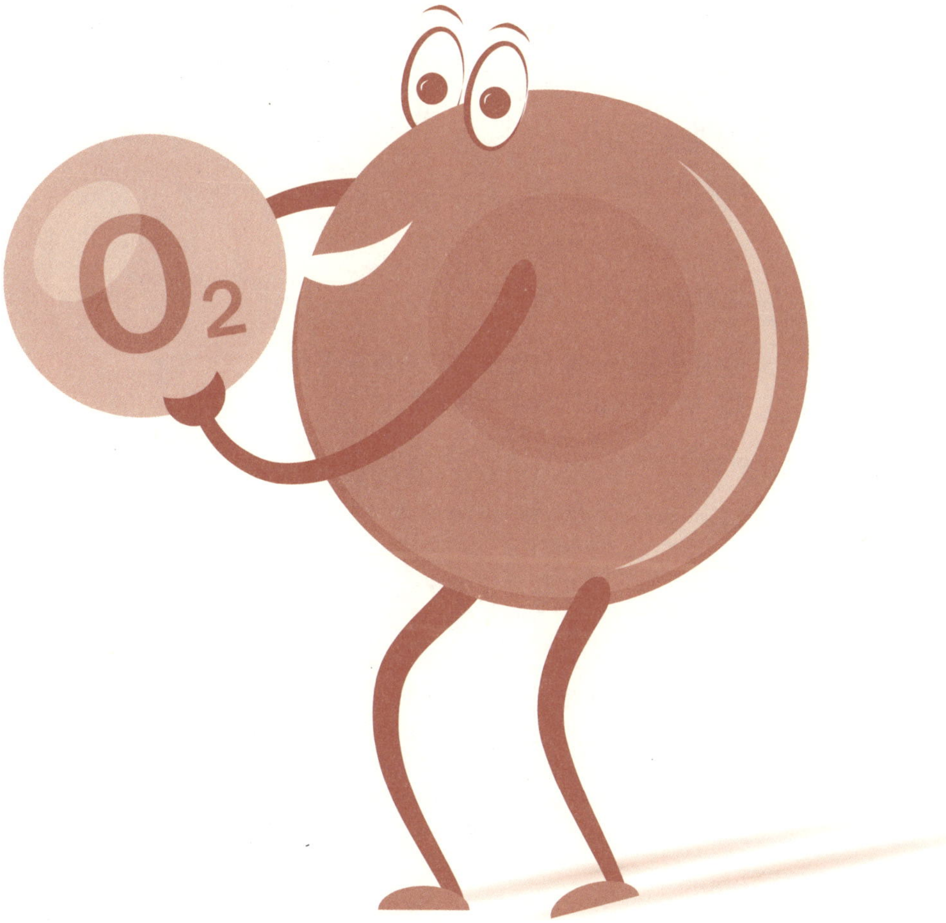

山东科学技术出版社

·济南·

图书在版编目（CIP）数据

贫血600问 / 王厚才主编. -- 济南：山东科学技术出版社, 2025. 6. -- ISBN 978-7-5723-2631-8

Ⅰ. R556-44

中国国家版本馆CIP数据核字第2025MN2892号

贫血600问

PINXUE 600 WEN

责任编辑：马　祥
装帧设计：孙小杰

主管单位：山东出版传媒股份有限公司
出 版 者：山东科学技术出版社
　　　　　地址：济南市市中区舜耕路517号
　　　　　邮编：250003　电话：（0531）82098088
　　　　　网址：www.lkj.com.cn
　　　　　电子邮件：sdkj@sdcbcm.com
发 行 者：山东科学技术出版社
　　　　　地址：济南市市中区舜耕路517号
　　　　　邮编：250003　电话：（0531）82098067
印 刷 者：济南普林达印务有限公司
　　　　　地址：山东省济南市市中区二环西路12340号西车间
　　　　　邮编：250001　电话：（0531）82904672

规格：16开（170 mm×240 mm）
印张：12.25　字数：170千　印数：1~2000
版次：2025年6月第1版　印次：2025年6月第1次印刷
定价：58.00元

编委会

主　编　王厚才
副主编　姚庆春
编　者　（按姓氏汉语拼音排序）

蒋　琳　同济大学医学院

刘添悦　同济大学医学院

秦超容　同济大学医学院

沈盛煌　同济大学医学院

沈佚凡　同济大学医学院

王　莹　同济大学医学院

王厚才　上海市第十人民医院

巫　阳　同济大学医学院

吴冬艳　同济大学医学院

徐沁涛　井冈山大学

闫　安　同济大学医学院

姚庆春　泰州市第四人民医院

张伟荣　同济大学医学院

周卓熙　同济大学医学院

前 言

《"健康中国2030"规划纲要》是2016年以来推进健康中国建设的行动纲领。其重点是普及健康生活、优化健康服务、完善健康保障、建设健康环境、发展健康产业，全方位、全周期保障人民健康，大幅提高健康水平，显著改善健康状况。基于此，我们需要加强对医学科普知识的宣传。科普事业需要传承，需要发展，更需要开拓、创新！当今世界科学技术飞速发展、日新月异，人们的生活习惯和工作节奏也随之迅速变化。新的形势要求科普创作跟上时代的脚步，不断更新、不断创新。

健康是人生的第一财富，医学是保护人类健康的科学。贫血是影响人类健康非常常见的一种疾病，既可以由多种因素引起，也可以由多种疾病继发而来。长期贫血，尤其中重度贫血可对患者的身体造成不可逆的损害。贫血对人体的影响主要表现在脑供血、心脏功能、皮肤问题，以及消化功能、内分泌系统和免疫系统等方面。

为了提高患者及其家属对贫血的认知水平，帮助患者尽早发现贫血，明确贫血的原因，早日得到治疗和康复，避免引起继发性疾病，我们特组织同济大学相关医学专家，编写了《贫血600问》一书。

本书通过问与答的形式对贫血的概念、分类、病因、诊断和治疗等方面进行详细阐述，并详细介绍了贫血相关科普知识，内容涵盖了缺铁性贫血、巨幼细胞贫血、溶血性贫血、再生障碍性贫血、血红蛋白病、肾性贫血等疾病。本书不仅问出了读者在贫血方面的常见疑惑，也给出了详细解答。若本书能对贫血患者及其家属有所裨益，编者将不胜欣慰。

由于贫血知识涉及广泛，编者未能面面俱到，书中若有不足之处，欢迎广大读者批评指正。

王厚才
2025年1月

目 录

第一章　认识贫血 ·· **001**

　　第一节　贫血的基本概念 ······································ 001
　　第二节　贫血的特殊类型与治疗 ······························ 007

第二章　贫血的实验室诊断 ·· **012**

　　第一节　诊断贫血的基本要点 ·································· 012
　　第二节　血液成分与检测指标 ·································· 014
　　第三节　骨髓检查与血型系统 ·································· 019

第三章　缺铁性贫血 ·· **023**

　　第一节　铁的基础知识 ·· 023
　　第二节　铁的代谢与相关疾病 ·································· 030
　　第三节　铁过载及对人体的影响 ································ 040
　　第四节　缺铁性贫血的流行病学 ································ 046
　　第五节　缺铁性贫血的病因 ···································· 053
　　第六节　缺铁性贫血的临床表现 ································ 068
　　第七节　缺铁性贫血的诊断 ···································· 084
　　第八节　缺铁性贫血的鉴别诊断 ································ 097
　　第九节　缺铁性贫血的治疗 ···································· 108

第四章　巨幼细胞贫血 ·· **123**

　　第一节　巨幼细胞贫血概述 ···································· 123
　　第二节　巨幼细胞贫血的临床表现与诊断 ······················ 125
　　第三节　巨幼细胞贫血的预防与治疗 ·························· 129

第五章 溶血性疾病 · 134

第一节 溶血性疾病概述 · 134
第二节 自身免疫性溶血性贫血 · 140
第三节 红细胞葡萄糖-6-磷酸脱氢酶缺乏症 · 147
第四节 遗传性球形红细胞增多症 · 151
第五节 阵发性睡眠性血红蛋白尿症 · 153

第六章 再生障碍性贫血 · 157

第一节 再生障碍性贫血概述 · 157
第二节 再生障碍性贫血的症状与诊断 · 161
第三节 再生障碍性贫血的治疗与预后 · 164

第七章 血红蛋白病 · 174

第一节 血红蛋白病概述 · 174
第二节 血红蛋白病的临床表现与诊断 · 177
第三节 血红蛋白病的治疗与预后 · 179

第八章 肾性贫血 · 184

第一节 肾性贫血概述 · 184
第二节 肾性贫血的治疗 · 185

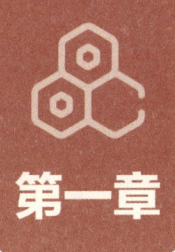

第一章

认识贫血

第一节 贫血的基本概念

1 什么是贫血？

贫血是指人体外周血红细胞容量减少，低于正常范围下限，不能运输足够的氧至组织而产生的综合征。

2 发现罹患贫血应该就诊于哪个科室？

血液科。

3 贫血用什么指标来表示？

由于红细胞容量测定较复杂，临床上常以血红蛋白（Hb）浓度来代替。我国血液病学专家认为在我国海平面地区，成年男性 Hb < 120 g/L，成年女性（非妊娠）Hb < 110 g/L，孕妇 Hb < 100 g/L 即为贫血。

4 贫血如何分类？

基于不同的临床特点，贫血有不同的分类。按贫血进展速度分为急性贫血和慢性贫血；按红细胞形态分为大细胞性贫血、正常细胞性贫血和小细胞低色素性贫血；按血红蛋白浓度分为轻度贫血、中度贫

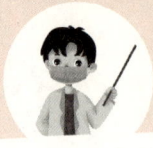

贫血600问

血、重度和极重度贫血；按骨髓红系增生情况分为增生不良性贫血（如再生障碍性贫血）和增生性贫血（除再生障碍性贫血以外的贫血）等；按发病机制分为再生障碍性贫血、骨髓增生异常综合征、溶血性贫血、缺铁性贫血和巨幼细胞贫血等。

5 贫血的常见症状有哪些？

贫血最常见的全身症状为乏力。除原发病症状以外，其他主要症状在各系统有以下表现。

（1）神经系统：如头痛眩晕、萎靡不振、耳鸣眼花、失眠多梦、注意力不集中、记忆力减退等。部分类型贫血会出现肢端麻木、小儿躁动不安及智力发育异常、精神症状等。

（2）皮肤黏膜：最主要的症状为皮肤黏膜苍白、颜色变淡，甚至出现粗糙、缺少光泽、溃疡等；指甲可能扁平凹陷呈匙状甲，脆薄易裂；毛发干枯脱落。溶血性贫血可能出现皮肤黏膜黄染等。

（3）呼吸系统：轻度贫血可以出现呼吸加深加快，重度贫血可以出现气短及端坐呼吸等。

（4）循环系统：轻度贫血可以出现心悸、心率加快等；严重时心脏供血不足且负荷过重，出现贫血性心脏病；而多次输血会导致血色病。

（5）消化系统：贫血可导致消化腺分泌减少甚至萎缩，进而出现消化不良、食欲减退、腹部饱胀、大便不规律、性状改变等；长期慢性溶血可以出现胆道结石或炎症等；缺铁性贫血可以有吞咽异物感，钩虫病感染所致的缺铁性贫血会有异食癖；巨幼细胞贫血或恶性贫血会有舌炎、舌乳头萎缩、牛肉舌、镜面舌等。

（6）泌尿系统：血管外溶血可以出现胆红素尿和高尿胆原尿；血管内溶血可以出现血红蛋白尿和含铁血黄素尿。尿的颜色可呈现浓茶色、洗肉水色、烟灰水色等。贫血严重时甚至出现少尿、无尿、急性肾衰竭等。

（7）内分泌系统：长期贫血可以出现甲状腺、性腺、肾上腺、胰腺等功能异常。孕妇分娩时，大出血所致的贫血可导致垂体缺血坏死，发生希恩综合征（表现为产后无乳、闭经、性欲减退、嗜睡淡漠、皮肤干燥粗糙等）。

（8）生殖系统：长期贫血可导致性激素分泌减少，性别特征减弱；对于女性，贫血导致的血小板及凝血因子减少还可导致月经过多。

（9）免疫系统：贫血可引起体内免疫系统变化，影响正常免疫系统作用，加剧原有免疫性疾病；严重贫血的患者多次输血也可影响T细胞功能。

（10）血液系统：贫血不仅直接发生血细胞数量、形态、生化性质等方面的异常变化，还会导致血液系统成分的改变，不足以维持正常的生理循环。

6 如何根据化验单上的血红蛋白浓度诊断贫血？

在海平面地区，成年男性 Hb < 120 g/L，未妊娠成年女性 Hb < 110 g/L，孕妇 Hb < 100 g/L 即为贫血。但血红蛋白浓度与地区海拔、年龄、生理情况及医院仪器检测水平有关。地区海拔越高，血红蛋白数量较正常越高；同时，婴幼儿、妊娠妇女，血红蛋白也会随之发生变化。如 1~6 岁幼儿 Hb < 110 g/L，6 岁以上 Hb < 120 g/L 为贫血；另外，在病理等其他特殊情况下，因体内血液稀释或浓缩等因素，血红蛋白浓度变化可能不明显，贫血也不易表现出来，因此需要考虑这些因素。

7 造成贫血的常见原因有哪些？

造成贫血的原因有3种（图1-1）。

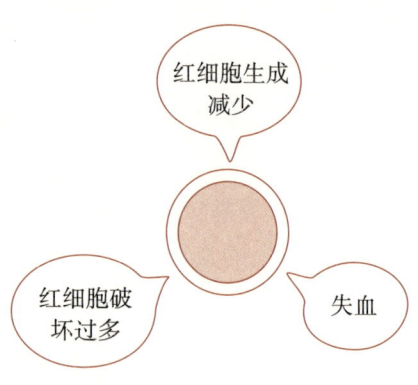

图 1-1 贫血的原因

（1）红细胞生成减少：包括造血细胞、造血调节、造血原料三部分的异常，导致红细胞生成减少。可以理解为源头、环境、材料三者不足或异常导致（图1-2）。①造血细胞异常：即源头因素异常，为造血干细胞或祖细胞异常，引起骨髓造血衰竭或抑制，如再生障碍性贫血、造血系统恶性疾病（白血病、骨髓异常增殖综合征等）。②造血调节异常：即环境因素异常，造血基质细胞受损及凋亡亢进、淋巴细胞功能亢进、造血调节因子异常等引起造血微环境发生异常改变。③造血原料不足或利用障碍：即材料因素异常，因挑食、营养不良、

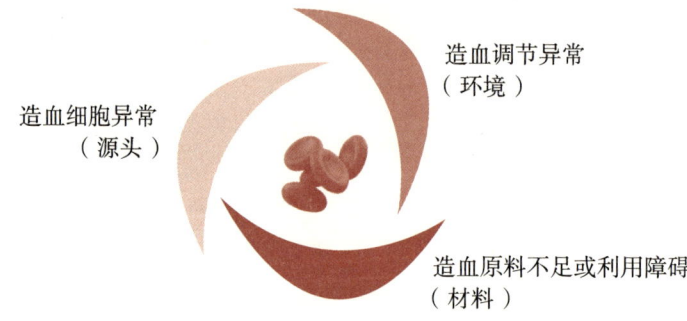

图 1-2 红细胞生成减少导致的贫血

慢性病等因素导致营养元素缺乏，这类贫血最为常见。如缺铁和铁利用障碍性贫血（缺铁性贫血）、叶酸或维生素 B_{12} 缺乏或利用障碍性贫血（巨幼细胞贫血）。

（2）红细胞破坏过多：即溶血性贫血，因红细胞自身缺陷如红细胞膜缺陷、红细胞酶缺陷、珠蛋白生成障碍等，或红细胞以外因素如自身免疫性、血管性、生物理化因素（蛇毒、疟疾、中毒）等，可以导致红细胞大量破坏，超过生成量。

（3）失血：外伤、凝血性疾病、肿瘤、结核等，都可发生失血进而导致贫血。

8 如何划分贫血的严重程度？

一般情况下，根据血红蛋白含量划分贫血的严重程度（表 1-1）：> 90 g/L 为轻度贫血，60 ~ 90 g/L 为中度贫血，30 ~ 60 g/L 为重度贫血，< 30 g/L 为极重度贫血。但某些情况下，因个人体质或其他原因，贫血的严重程度与症状表现程度并不完全符合。因生理或病理因素血液稀释或浓缩导致的贫血，有贫血也不易表现出来，因此不能仅凭症状来判断贫血的严重程度。

表 1-1 贫血的严重程度

血红蛋白含量 /(g·L^{-1})	< 30	30 ~ 60	60 ~ 90	> 90
贫血程度	极重度贫血	重度贫血	中度贫血	轻度贫血

9 如何根据实验室检查对贫血进行分类？

可以依据平均红细胞体积（MCV）和平均红细胞血红蛋白浓度（MCHC）这两项指标，对贫血可以进行初步分类（表 1-2）。

表1-2　贫血的分类

类型	MCV /fl	MCHC /%	常见疾病
大细胞性贫血	> 100	32～35	巨幼细胞贫血、恶性贫血、骨髓异常增殖综合征、肝病
正常细胞性贫血	80～100	32～35	再生障碍性贫血、溶血性贫血、急性失血性贫血
小细胞低色素性贫血	< 80	< 32	缺铁性贫血、地中海贫血、铁粒幼细胞贫血、慢性病性贫血

10 贫血应该与哪些疾病相鉴别？

贫血的病因及表现比较繁杂，如果是原发疾病导致的贫血，如消化性溃疡、慢性感染等，与相应疾病相鉴别即可。如果是原发性贫血，从症状而言，应与骨髓异常增殖综合征、低血压、低血糖等疾病进行区别。不同贫血之间也需要进行鉴别，如缺铁性贫血、巨幼细胞贫血、地中海贫血、溶血性贫血、再生障碍性贫血等。

11 贫血一般会做哪些项目的检查？

一般血常规和血生化就可以检测出贫血，如缺铁性贫血、巨幼细胞贫血，也可以多加骨髓涂片进行进一步确诊。针对部分贫血，会加做一些项目或实验进行进一步确诊，比如，骨髓活检帮助诊断再生障碍性贫血、抗人球蛋白试验检测帮助诊断自身免疫性溶血性贫血、红细胞渗透脆性试验检测帮助诊断遗传性球形红细胞增多症、酸溶血试验检测帮助诊断阵发性睡眠性血红蛋白尿等。

第二节　贫血的特殊类型与治疗

1　急、慢性出血如何导致贫血？

急、慢性出血归根结底还是失血，失血可导致外周血减少，血红蛋白也随之减少，低于正常值下限，即可发生贫血。急、慢性出血导致贫血不同只在于时间与速度，急性失血速度快，失血量可能大，短时间内就可以出现贫血症状，如剧烈外伤、异位妊娠等；慢性失血速度慢，失血量小，机体代偿或未下降至正常下限，短时间内可能不会出现症状，随着长期失血，机体代偿不足或者低于正常下限后，就可以出现贫血症状，如消化性溃疡出血，月经量过多、月经期过长等。

2　慢性病性贫血的特点是什么？

慢性病性贫血在长期住院患者中比较多见，通常继发于炎症、慢性感染和恶性肿瘤等慢性病史，且一般持续时间多在1~2个月。这种贫血的特点是红细胞寿命缩短、铁代谢障碍、炎性细胞因子增多导致红细胞生成素减少，以及骨髓对贫血的代偿性增生反应抑制。这类贫血可以是正细胞正色素性贫血，也可以是小细胞低色素性贫血，一般以后者居多。

3　骨髓增生异常综合征与贫血有何关系？

骨髓增生异常综合征是指一组起源于造血干细胞，以血细胞病态造血，高风险向急性髓系白血病分化的恶性疾病。该病的特征是病态

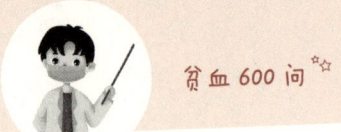

造血、无效造血，因此正常造血被抑制，外周血正常细胞下降，低于正常下限且无骨髓造血补充，就会发生贫血。

4 儿童贫血的特点是什么？

儿童处于生长发育阶段，体内激素水平变化较为波动，营养需求比较大。在婴儿在 2~3 个月时，随着自主呼吸的建立，红细胞生成素减少，骨髓造血功能暂时性降低；胎儿红细胞寿命较短，且破坏较多，出现生理性溶血；加之婴儿生长迅速，循环血量迅速增加等因素，红细胞计数和血红蛋白量逐渐降低，此为生理性贫血，属于正常现象。3 个月后，红细胞生成素增加，贫血又逐渐纠正。

对于儿童来说，如果出现病理性贫血，首先需要考虑营养缺乏，这是儿童最常见的贫血病因。挑食、腹泻、吸收不良等常导致造血原料缺乏，出现贫血症状。除营养因素外，慢性病、恶性肿瘤、结核等也是儿童贫血的常见病因。

5 孕妇贫血的特殊考虑是什么？

孕妇有其特殊的生理性质和生理营养需求，与儿童类似，孕妇在妊娠过程中也会出现生理性贫血。一般在妊娠中后期，孕妇血浆容量明显增多，血液被稀释，便会出现贫血症状。

孕妇生理性贫血一般不需要特殊治疗。但如果出现病理性贫血，首先考虑与儿童一样，系营养摄入不足所致。其次才考虑疾病因素。故当孕妇、儿童出现病理性贫血时，都应首先考虑营养方面的问题。

6 贫血的标准治疗方法有哪些？

在大多数情况下，贫血为其他疾病过程中的继发表现，较少出现单纯因挑食、摄食减少导致的营养性贫血。所以针对贫血，治疗分为对症治疗和对因治疗。

对于生理性贫血，大多不需要治疗，一般可自行缓解。病理性贫血的对症治疗一般是缓解贫血症状，减轻贫血对机体造成的影响。比如严重贫血的患者可以输红细胞，失血的患者输全血、输红细胞、输血浆等；必要时可给予部分止血、抗感染等支持治疗。

对因治疗主要针对引起贫血的病因或发病机制进行纠正。如果是营养元素缺乏导致的贫血，及时适当补充相应营养元素即可，比如缺铁性贫血补铁、巨幼细胞贫血补充维生素 B_{12} 和叶酸等；如果为溶血性贫血，采用糖皮质激素或脾切除术等；如果为再生障碍性贫血，采用抗淋巴/胸腺球蛋白或环孢素、雄激素、促红细胞生成素等；如果为其他疾病引起的继发性贫血，则针对不同病因进行对应治疗。

7 如何预防贫血的发生？

预防贫血的发生，最重要的是饮食与营养方面。

（1）改善生活方式，合理搭配饮食，注意营养元素的补充与摄入，比如铁元素、叶酸、维生素 B_{12} 等。

（2）纠正儿童和青少年的偏食，定期检查治疗寄生虫感染。

（3）对于婴幼儿，及时补充含铁食物，比如含铁米粉、动物肝脏、蛋类等。

（4）孕妇及哺乳期妇女也同样需要及时补充相应的营养元素，必要时可补充铁剂。育龄期妇女要注意防治月经过多。

（5）若有其他慢性病，如肿瘤、消化性溃疡、结核等，需做好贫血的防治。

8 长期贫血对身体有哪些潜在影响？

长期贫血不仅会加剧原有的贫血症状，还会影响多系统正常功能。

如影响儿童和青少年的生长发育，严重时影响神经系统与智力发育；影响内分泌系统，影响甲状腺、肾上腺、性腺功能；影响生殖系统，减少性激素分泌，减弱性征。对于女性而言，长期贫血易导致月经过多。影响运动系统，导致患者运动耐受下降，出现无力、胸闷、气短等症状；影响免疫功能，导致体内红细胞减少、免疫功能受损等，使机体抵抗力下降；影响消化系统，出现消化功能渐进式减退、消化不良、腹胀、食欲减退、排便习惯及粪便性状改变等；长期贫血对心血管系统也会造成严重影响，患者出现心悸、心律失常、心功能不全等，严重的还会造成心肌缺血缺氧而引发心绞痛。

9 贫血和营养不良之间有何关系？

贫血与营养不良之间联系紧密，存在一定的因果关系。除恶性疾病和遗传性贫血外，很多情况下贫血都是营养不良所致。更准确地说，是因偏食、生长及妊娠生理需要、消化道因素等所需营养元素缺乏导致，是贫血的常见原因之一。比如缺铁导致的缺铁性贫血，缺叶酸和维生素 B_{12} 导致的巨幼细胞贫血等。

10 贫血患者的日常生活管理建议是什么？

贫血患者日常生活中需要注意以下原则：①注意休息，避免不必要的运动，尤其剧烈运动。②饮食均衡，搭配合理，增加补充营养元素及微量元素，孕妇和儿童尤应注意。减少茶、咖啡、部分抗生素等抑制铁吸收的食物和药物。③减少接触辐射、药物、化学物质、致病生物等。④最好不要参加献血活动，若有原发疾病，需要及时干预治疗。⑤遗传性贫血患者有生育意愿时，需去医院咨询专业医师，并予以相应指导。

11 贫血的最新治疗研究进展有哪些？

针对现阶段不同类型的难治性贫血，有不同的治疗研究进展。如再生障碍性贫血，除基本的抗胸腺/淋巴球蛋白、雄激素＋环孢素等治疗外，可进行造血干细胞移植，被认为是最有效的治疗手段，以及新型造血生长因子如艾曲泊帕、人造血小板生成素等。针对溶血性贫血，除基本的脾切除、糖皮质激素等免疫抑制外，靶向治疗如利妥昔单抗、依库珠单抗等，以及造血干细胞移植等也是治疗手段。通过基因治疗方法治疗地中海贫血也是最新治疗手段。

12 什么情况下贫血需要输血治疗？

贫血需要输血治疗一般是较为危急的情况，如严重失血、缺血缺氧严重、机体失代偿等。贫血的输血原则：①血红蛋白 > 100 g/L 和（或）血细胞比容 > 0.30，可不输注；②血红蛋白 60~100 g/L 和（或）血细胞比容 0.18~0.30，根据患者组织缺氧与耗氧情况、心肺代偿功能等情况综合评估考虑是否输注；③血红蛋白 < 60 g/L 和（或）血细胞比容 < 0.18，可输注。但现今的实际医疗情况下，通常以实际情况为准，根据贫血的严重程度进行酌情输血。

13 贫血的输血治疗是什么？

贫血的输血治疗是指输注红细胞悬液。其适用于红细胞生成障碍、破坏过多或丢失引起的急慢性贫血的治疗性输注及病理性红细胞成分置换等。通常每输注 1 U 红细胞成分可升高血红蛋白 5~10 g/L 和（或）血细胞比容 0.015~0.030。

（王厚才　巫阳）

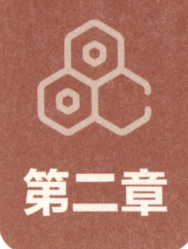

第二章

贫血的实验室诊断

第一节 诊断贫血的基本要点

1 诊断贫血时需要注意什么？

诊断贫血时需要注意：①血红蛋白与红细胞的非均衡性。小细胞贫血时，血红蛋白较红细胞下降明显；大细胞贫血时，红细胞较血红蛋白下降明显。因血红蛋白的携氧功能，贫血以血红蛋白为主要诊断依据。②血红蛋白与血容量关系。血液稀释时会导致血红蛋白下降，容易被误诊为贫血；血液浓缩时，血红蛋白偏高，容易被误诊为贫血程度减轻或无贫血。③贫血不是疾病，而是症状，需要寻找病因。

2 判断贫血需要化验哪些指标？

血常规［主要包含红细胞（RBC）、血红蛋白（Hb）、血细胞比容（HCT）、平均红细胞体积（MCV）、平均红细胞血红蛋白量（MCH）、平均红细胞血红蛋白浓度（MCHC）、红细胞体积分布宽度（RDW）、白细胞计数（WBC）、中性粒细胞计数（Neut）、淋巴细胞计数（Lymph）、单核细胞计数（Mono）、嗜酸性粒细胞计数（Eos）、嗜碱性粒细胞计数（Baso）、血小板计数（PLT）等相关指标］。

3 血常规采血方式有哪些？

检测血常规的采血方式有静脉血采集和末梢血采集。

4 末梢血和静脉血有什么差别？

末梢血：指从人体四肢的毛细血管中采集的血液。这种采血方法具有方便、快捷、痛苦小的优点，因此在常规体检和急诊检查中广泛应用。然而，由于末梢血管管腔较细，血流速度较慢，可能导致血液在穿刺部位发生凝固，从而影响检测结果。

静脉血：指从人体静脉中采集的血液。这种采血方法通常需要较长的准备时间，但可以获得较为稳定和可靠的检测结果。由于静脉血管较粗，血流速度较稳定，因此静脉采血可以减少因血液凝固而产生的误差。

5 末梢血与静脉血检测有何优缺点？

末梢血采血方法方便、快捷、痛苦小，适用于常规体检和急诊检查；而静脉血采血方法则可以获得更为稳定和可靠的检测结果，适用于需要准确诊断和治疗的情况。

末梢血和静脉血在血常规项目检测中没有绝对的优劣，医师在实际中采取哪种抽血方式依照患者情况而定，为诊断提供更为科学有效的治疗方案。

6 血常规需要的抗凝剂是什么？

测定血常规常用的抗凝剂是乙二胺四乙酸二钾（EDTA-K2），如果怀疑 EDTA 引起血小板假性减少时，可用枸橼酸钠抗凝或肝素抗凝。

7 测血常规的血液采血是多少？

静脉采血一般 2 mL；末梢采血一般 0.1 ~ 0.5 mL。

第二节 血液成分与检测指标

1 什么是红细胞？

红细胞是血液中的细胞成分之一，主要功能是从肺部携带氧气输送到全身各组织，并且将组织中的二氧化碳运输到肺，并呼出体外。红细胞的平均生存时间约为 120 天。正常成年男性，红细胞数为 $(4.0 \sim 5.5) \times 10^{12}/L$，成年女性为 $(3.5 \sim 5.0) \times 10^{12}/L$，新生儿为 $(6.0 \sim 7.0) \times 10^{12}/L$。

2 什么是血红蛋白？

血红蛋白（Hb）是红细胞内的主要蛋白质，占红细胞总蛋白含量的 90%，由珠蛋白肽链和血红素组成。正常人红细胞中含有的血红蛋白种类各不相同。其主要功能是吸收肺的大量氧气，并将氧气运送到全身，再将组织中的二氧化碳运送至肺部。

3 什么是血细胞比容？

血细胞比容（HCT）指一定体积的全血中红细胞所占的相对比例。HCT 的高低与红细胞数量、平均体积及血浆量有关。HCT 主要用于贫血、真性红细胞增多症和其他红细胞增多性疾病的诊断，以及血液稀释和血液浓缩变化的测定，并可用来计算平均红细胞体积（MCV）和平均红细胞血红蛋白浓度（MCHC）等。

4 什么是网织红细胞？

网织红细胞（RET）是介于晚幼红细胞和成熟红细胞之间尚未完全成熟的红细胞。其胞质内仍存留线粒体和少量的核糖体、中心粒及高尔基体。经煌焦油蓝、新亚甲蓝活体染色后，嗜碱性物质凝聚成颗粒，颗粒又可连缀成线构成网织状，此种红细胞即网织红细胞。通常网织红细胞比成熟红细胞稍大，直径为 8～9.5 μm，继续成熟还需要 48～72 小时。网织红细胞中的网织结构越多，表示细胞越年轻。

5 发现有贫血需要进一步检测哪些指标？

首先要根据红细胞、血红蛋白、血细胞比容（HCT）、平均红细胞体积（MCV）、平均红细胞血红蛋白量（MCH）、平均红细胞血红蛋白浓度（MCHC）、红细胞体积分布宽度（RDW）、网织红细胞等来判断贫血原因。如果怀疑造血原料缺乏引起的贫血，可进一步检测铁代谢指标、叶酸和维生素 B_{12} 水平。

6 铁代谢主要检测哪些指标？

铁代谢检测包含血清铁（Fe）、铁蛋白（Fer）、转铁蛋白（TRF）、不饱和铁结合力（UIBC）、总铁结合力（TIBC）测定。

7 什么是血清铁？

血清铁代表血液中的铁含量。血液中与转铁蛋白结合的铁即为血清铁。在缺铁性贫血时血清铁含量明显降低，根据血清铁水平可判断机体缺铁程度。血清铁增高或降低都会对机体造成不良影响。血清铁增高表现为铁过载，可导致慢性炎症、衰老，增加患癌风险等。血清铁降低主要见于各种缺铁性贫血、妊娠或婴儿生长期、恶性肿瘤、肝硬化、长期失血铁吸收障碍等。

8 什么是铁蛋白？

铁蛋白是蛋白质和铁的复合物，是铁的贮存形式，它是缺血性贫血的早期敏感标志物。缺铁性贫血是由于体内贮存铁耗尽，导致红细胞内铁缺乏，不能满足正常红细胞生成的需要而发生的贫血。其过程分为 3 个阶段：储存铁缺乏期（ID）、红细胞生成缺铁期（IDE）、缺铁性贫血（IDA）。铁蛋白缺乏是缺铁性贫血的初期阶段，可避免漏诊 80% 以上未贫血的隐形铁缺乏者，弥补了血常规的不足，做到早发现、早预防、早治疗。

9 什么是转铁蛋白？

转铁蛋白是血浆中主要的含铁蛋白质，负责运载由消化管吸收的铁和由红细胞降解释放的铁。在缺铁性贫血、急性病毒性肝炎、肝细胞坏死等导致铁蛋白释放增加时升高。在感染性疾病、风湿性关节炎、原发性肝癌、肾病、尿毒症、遗传性运铁蛋白缺乏症、流行性出血热、血色病、再生障碍性贫血、慢性溶血性贫血、系统性红斑狼疮等疾病时降低。

10 不饱和铁结合力（UIBC）、总铁结合力（TIBC）有何意义？

不饱和铁结合力（UIBC）、总铁结合力（TIBC）是鉴别贫血类型的主要指标。正常情况下，血清中未与铁结合的转铁蛋白称为不饱和铁结合力。每升血清中的转铁蛋白所能结合的最大铁量称为总铁结合力，即 TIBC = Fe + UIBC。UIBC 反映转铁蛋白潜在的与铁离子结合的能力。TIBC 反映转铁蛋白的水平。

11 什么是叶酸？

叶酸又称维生素 M、维生素 B_9、维生素 B_6，是一种水溶性维生素。叶酸是人体重要的维生素之一，也是细胞生长繁殖的必需物质。临床主要应用叶酸治疗叶酸缺乏和由叶酸缺乏引起的某些类型的贫血；叶酸也可以与其他药物合用治疗恶性贫血、再生障碍性贫血等。

12 什么是维生素 B_{12}？

维生素 B_{12} 又称钴胺素，是一种含有三价钴的多环系化合物，是唯一含金属元素的维生素。维生素 B_{12} 是唯一一种需要肠道分泌物（内源因子）帮助才能被吸收的维生素，参与制造骨髓红细胞，防止恶性贫血，防止大脑神经受到破坏。食物中的维生素 B_{12} 与蛋白质结合，进入人体消化道内，在胃酸、胃蛋白酶及胰蛋白酶的作用下，维生素 B_{12} 被释放，并与胃黏膜细胞分泌的一种糖蛋白内因子（IF）结合。维生素 B_{12}-IF 复合物在回肠被吸收。

维生素 B_{12} 的贮存量很少，2～3 mg 在肝。主要从尿排出，部分从胆汁排出。维生素 B_{12} 用尽贮藏量后，经过半年以上才会出现缺乏症状。人体维生素 B_{12} 需要量极少，只要饮食正常，就不会缺乏。少数吸收不良的人须特别注意是否有维生素 B_{12} 缺乏的情况发生。

13 什么是促红细胞生成素？

促红细胞生成素（EPO）又称红细胞刺激因子、促红素，是一种人体内源性糖蛋白激素，可刺激红细胞生成。

正常人体内有一定含量的促红细胞生成素，主要由肾产生，少量自肝产生，动物在缺氧的刺激下，肾产生的红细胞生成酶作用于血浆内由肝生成的促红细胞生成素原，使它转化为促红细胞生成素。药理作用：促进干细胞分化为原红细胞；加速幼红细胞的分裂增殖和促进网红细胞的成熟和释放；稳定红细胞膜，提高红细胞膜抗氧化能力。

14 促红细胞生成素（EPO）检测的临床意义是什么？

（1）EPO 水平升高：见于多种贫血，如再生障碍性贫血、营养性贫血、珠蛋白生成障碍性贫血；组织缺氧，如居住在高海拔处、慢性阻塞性肺疾病、发绀型心脏病、阻塞性呼吸睡眠暂停综合征、高氧亲和力血红蛋白病、吸烟或局部肾缺氧；可分泌 EPO 的肿瘤性疾病。

（2）EPO 水平降低：见于肾衰竭、慢性病性贫血、自身免疫病、类风湿关节炎、艾滋病、甲状腺功能减退性贫血等。

15 怀疑溶血时需要检测的指标有哪些？

各类溶血性疾病常用的筛查试验和确诊试验如表 2-1。

表 2-1　各类溶血性疾病常用的筛查试验和确诊试验

疾病状态/种类	筛查试验	确诊试验
溶血性疾病（红细胞寿命缩短）	网织红细胞计数/百分比测定	红细胞寿命测定
	血清胆红素测定	血浆游离血红蛋白
	血清乳酸脱氢酶测定	血浆结合珠蛋白
红细胞膜缺陷	红细胞渗透脆性试验	SDS-PAGE 红细胞膜蛋白电泳
	酸化甘油溶解试验	PCR-SSCP 红细胞膜蛋白基因缺陷分析
	蔗糖高渗冷溶血试验	
	伊红-5-马来酰亚胺结合试验	
红细胞酶缺陷	荧光斑点试验（用于 G-6-PD、PK、GPI 等活性检测）	红细胞酶活性定量检测 红细胞酶基因缺陷分析
血红蛋白病	抗碱血红蛋白测定	血红蛋白电泳
	异丙醇试验	α/β 肽链合成比例分析
	变性珠蛋白小体检查	分子生物学诊断
	热不稳定试验	
阵发性睡眠性血红蛋白尿症	尿含铁血黄素试验	酸化血清溶血试验
	蔗糖溶血试验	蛇毒因子溶血试验
		CD55 和 CD59 检测 血细胞 FLAER 检测
自身免疫性溶血性贫血		直接抗球蛋白试验
		间接抗球蛋白试验
		冷凝集素试验
		冷热溶血试验

第三节 骨髓检查与血型系统

1 什么是骨穿?

骨穿是骨髓穿刺术（bone marrow a spiration）的简称，是采集骨髓液的一种常用诊断技术。临床上常通过骨髓穿刺抽取骨髓液进行细胞学等检查以明确血液系统相关疾病。

2 发现贫血一定要做骨穿吗?

不一定。如果通过常规外周血细胞形态、血生化检查等可明确贫血原因时可先不做骨穿检查。反之，不明原因贫血时建议行骨穿检查。

3 骨穿部位是哪里?

骨髓穿刺部位可以是髂后上棘、髂前上棘、胸骨、腰椎棘突等。一般来说，临床常选用骨盆的髂后上棘穿刺点，患者取俯卧位或侧卧位均可。髂后上棘骨性标志清楚，骨面平整，容易固定，周围无大血管及神经主干，安全性好，穿刺成功率也比较高。

4 骨穿有哪些注意事项?

骨髓穿刺前都要在穿刺点局部进行麻醉，麻醉药自皮肤、皮下，直达骨表面的骨膜，故穿刺时不会给患者带来痛苦。穿刺针进入髓腔后，由于局部血液循环受到影响，可能会有轻微酸胀感，一般属于正常现象。骨髓穿刺后穿刺部位压迫止血20分钟左右。术后3天内穿刺部位避免接触水，以防感染。3天后即可取下敷贴，1周左右穿刺部位瘢痕

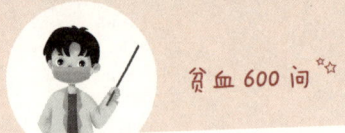

可自愈。术后注意保持良好的心态，保证充足的睡眠及良好的作息。

5 哪些患者需要做骨穿？

（1）由于各种原因所致的贫血、血小板减少及白细胞增多等血液系统疾病的诊断。

（2）长期发热，肝、脾、淋巴结肿大的患者，可行骨髓穿刺检查，对于明确诊断有重要意义。

（3）几乎所有明确血液系统恶性肿瘤的患者都需要重复行骨髓穿刺术，用于观察疾病的疗效及评估预后。

6 骨穿会引起截瘫吗？

不会。有人将骨髓穿刺误认为"抽脊髓"，即腰椎穿刺，抽取脑脊液，以为这可以引起截瘫或者使人会傻。实际上二者不是同一回事，穿刺的部位完全不同。骨穿是在髂骨上进行操作，不可能会抽到脊髓，实际上只要掌握技术要领，规范操作，在绝大多数情况下都是非常安全的。

7 骨穿会伤元气吗？

不会。有些人认为骨髓穿刺是抽取骨髓精华，会大伤元气。事实上，我们在实际操作中只用骨髓穿刺针抽取一小滴骨髓组织（0.1～0.2 mL 的骨髓液，而人体正常的骨髓液总量约为 260 mL，并且身体每天都会有大量骨髓细胞产生），抽取的骨髓量很少，虽然骨髓抽出瞬间会有酸痛感，但对身体不会造成损害，更不会加重病情。

8 骨穿时会痛吗？

会。这种情况其实因人而异，十个患者有十种感觉。有的人说不痛，也有的人说很痛。由于骨表面的骨膜有丰富的痛觉神经，穿刺针刺破骨面时，患者会产生疼痛感，因此在做检查前，需要局部注射麻醉药物，以减轻或消除穿刺针刺激骨膜时引起的疼痛，通常所用的骨面麻醉足够顺利地完成一次骨穿。对于极少数患者，医师在抽取骨髓液时还可能引起瞬间短暂的酸痛感。有些患者骨穿后3天仍感到局部轻度疼痛，这属于正常现象，不必过于担心。

9 骨穿需要全身麻醉吗？

不需要，一般采用2%利多卡因局部麻醉。

10 骨穿有哪些禁忌证？

①血友病；②局部皮肤有感染或破溃。

11 骨穿的细胞化学染色有哪些？

①过氧化物酶染色；②苏丹黑染色；③中性粒细胞碱性磷酸酶染色；④酸性磷酸酶染色；⑤过碘酸-雪夫反应；⑥氯乙酸AS-D萘酚酯酶染色；⑦α-醋酸萘酚酯酶染色；⑧醋酸AS-D萘酚酯酶染色；⑨α-丁酸萘酚酯酶染色；⑩酸性α-醋酸萘酚酯酶染色；⑪铁染色。

12 什么是铁染色？

铁染色是临床应用最广泛的细胞化学染色之一。其细胞内铁易受外界铁的污染，使内铁阳性率增高；而细胞外铁虽也会受污染，但较易辨认。铁染色主要用于缺铁性贫血和环形铁粒幼红细胞增多的贫血，而对于临床不明原因的贫血做铁染色外，还应做NAP染色和PAS染色。缺铁性贫血时，其细胞外铁明显减低甚至阴性，细胞内铁阳性率减低或为零。经铁剂治疗有效后，其细胞外铁、内铁增多。因此铁染色可作为诊断缺铁性贫血及指导铁剂治疗的重要方法。

13 什么是骨髓活检？

骨髓活检是一种临床常用诊断方法，是指用一个特制穿刺针取一小块长 1~2 cm 的圆柱形骨髓组织以进行病理检查。该项检查是一种有创性检查，但可获取更多的诊断信息。

14 何谓 ABO 血型系统？

ABO 血型系统是临床上最重要的血型系统之一。A 型红细胞上含有 A 抗原，B 型红细胞上含有 B 抗原，AB 型红细胞上含有 A、B 抗原，O 型红细胞上不含有 A、B 抗原。ABO 血型抗体存在于缺乏相应抗原的体液中，即 A 型血清中存在抗 B，B 型血清中存在抗 A，AB 型血清中无 ABO 抗体，O 型血清中存在抗 A、抗 B。临床上必须采用 ABO 正反定型，以免误定血型。正定型：采用特异性抗体（标准血清）检查红细胞上的未知血型抗原。反定型：采用已知血型的标准红细胞检查血清中的未知抗体。因 ABO 血型不合的输血或妊娠诱发红细胞抗原抗体反应可以引起严重的免疫性溶血性输血反应（HTR）和新生儿溶血病（HDN）。

15 何谓 Rh 血型系统？

Rh 血型系统是人类最为复杂的一个红细胞血型系统，在临床输血实践中其重要意义仅次于 ABO 血型系统。目前已发现的 Rh 血型系统抗原有 50 余种，涉及临床的主要有 C、c、D、E、e 五个抗原，其中 D 抗原的免疫原性最强，是引起临床输血不良反应的主要因素。因此，在临床输血中，常规需要做 D 抗原鉴定，当受检者红细胞上存在 D 抗原时，与抗 -D 血清产生特异性的抗原抗体反应，出现红细胞凝集为 RhD 阳性，不凝集者为 RhD 阴性。

（沈佚凡）

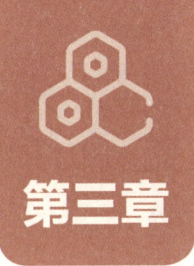

第三章 缺铁性贫血

第一节 铁的基础知识

1 铁在自然界中的存在于哪些物质？

铁为化学元素的一种，化学符号为 Fe。在自然界中，铁以多种形式存在，最常见的为铁矿石，如赤铁矿（Fe_2O_3）和磁铁矿（Fe_3O_4），经过冶炼后能够提取纯铁。除此之外，铁还以铁氧化物或其他化合物的形式存在于土壤和岩石中；铁也可以溶解在地下水和地表水中，当地下水含有高浓度的铁时，可能会导致水的颜色变为橙色或棕色。最后，在许多生物体内，铁是生命体的重要组成部分，同时植物也需要铁来维持其生长和发育。

2 体内的铁如何分布的？主要存在于哪些生物分子中？

人体内的铁元素分布为两个方面：功能状态铁和贮存铁。功能状态铁主要存在于血红蛋白和肌红蛋白，同时体内的转铁蛋白、乳铁蛋白、酶和辅因子能够结合一部分铁，维持体内正常的生理功能和平衡铁代谢；而贮存铁主要以铁蛋白和含铁血黄素的形式存在于肝、脾、骨髓等组织中。

3 为什么铁是身体必需的微量元素？铁元素的主要生理功能有哪些？

铁在人体内具有多种重要的生理功能，是人体必需的微量元素，它的主要功能包括以下几个方面。

（1）氧气运输：铁是血红蛋白和肌红蛋白的组成部分。血红蛋白是存在于红细胞中的蛋白质，每个血红蛋白分子都包含一个铁原子，血红蛋白能结合氧气并负责将其输送到身体各个组织和细胞，而肌红蛋白存在于肌肉中，在肌肉中储存和释放氧气，以供肌肉在高强度运动期间使用。

（2）代谢活动：铁在多种酶的活性中起关键作用，这些酶参与能量代谢、DNA合成、细胞分裂和其他重要的生化反应。例如，铁在线粒体的细胞呼吸过程中发挥重要作用，帮助细胞将氧气转化为能量（ATP）。除此之外，铁元素在β-胡萝卜素转化为维生素A、肝解毒、胆固醇代谢中也起着重要作用。

（3）免疫系统：免疫系统发挥正常功能需要足够的铁元素。铁元素有助于免疫细胞如巨噬细胞、白细胞等的正常运作，帮助免疫细胞发挥抵御感染和疾病的作用。

总的来说，铁元素在人体内对维持生命和健康具有重要作用，因此保持适当的铁平衡对于维护整体健康至关重要。

4 人体中铁元素的来源有哪些？

人体铁元素的来源主要分为两大方面：饮食摄入和体内铁的再利用。许多食物中富含铁元素，食物中的铁经过消化系统吸收到体内。食物中的铁可分为两种类型：血红蛋白铁和非血红蛋白铁。血红蛋白铁的生物利用率高，有效吸收率接近40%，而非血红蛋白铁的有效吸收率仅为5%~10%。其次，红细胞的平均寿命为120天，每天不断有红细胞的更新和衰老，肝、脾、骨髓中的巨噬细胞能够吞噬衰老或受损的红细胞，将红细胞降解后释放出血红蛋白铁，被机体重吸收储存或再利用。

5 铁元素在哪些食物中丰富？哪些食物中含量比较低？

动物性食物如动物肝脏和血制品、红肉（如牛肉、猪肉、羊肉）、鱼虾贝类中的铁含量最丰富，而且是吸收率高的血红蛋白铁，是最重要、最好的铁来源。大豆、黑木耳、芝麻酱、干果中含铁量也较为丰富，但其中的铁是吸收率较低的非血红素铁。蔬菜和某些牛奶及奶制品中含铁量不高且生物利用率低，如谷物、菠菜、扁豆、豌豆等。

6 铁元素在人体内是如何被吸收利用的？

成年人每天应从食物中摄取 1~2 mg 铁，铁的吸收部位主要在十二指肠和空肠上段的黏膜。铁经肠黏膜上皮吸收是主动的细胞内运转。

非血红素铁以二价铁离子（Fe^{2+}）形式或与铁螯合物结合（防止铁变成不易溶解的沉淀物）而被吸收。这种与铁螯合物结合的铁在进入碱性环境后会重新离解出来而被吸收。食物进入肠道后，肠道黏膜细胞内的转铁蛋白分泌至肠腔内与食物中的铁结合。铁与转铁蛋白结合后，再与肠黏膜微绒毛上的受体结合而进入肠黏膜细胞。在黏膜细胞内，Fe^{2+}被铜蓝蛋白及其他亚铁氧化酶氧化为Fe^{3+}后，与细胞内的转铁蛋白结合，越过细胞膜进入毛细血管网，剩余部分铁与细胞内的去铁蛋白结合形成铁蛋白，存留于细胞中。3~5 天后随肠黏膜细胞的更新脱落而排出体外。

大部分血红蛋白需要先经血红蛋白加氧酶分解成铁及四吡咯后才被吸收。血红蛋白铁在肠道酶的作用下，分解成血红素和球蛋白降解物，血红素以完整的卟啉形式由血红素载体蛋白-1（HCP1）或血红素受体（HeR）介导的内吞作用进入上皮细胞。血红素一进入细胞就被血红素氧化酶降解,释放出 Fe^{2+} 和胆绿素,Fe^{2+} 被血红素加氧酶(OH)氧化成 Fe^{3+},Fe^{3+} 结合到转铁蛋白络合物后再被还原成 Fe^{2+};这样不同来源的铁在细胞内成为 Fe^{2+} 后,结合到铁蛋白聚合物上,随后被转移至小肠上皮细胞的基底外侧膜,通过膜转运铁蛋白1进入肠黏膜固有层。极少量的肌红蛋白铁或血红素铁可被直接吸收。

但当口服大量铁剂时,铁亦可被动地弥散进入肠黏膜。故在误服大量铁剂时,肠道对铁的吸收会失去控制而发生急性铁中毒。

7 铁元素的摄取会受到哪些因素的影响?

铁元素的摄取受到多种因素的影响,能使铁元素吸收增强的因素有胃酸的分泌和维生素 C 等,其中维生素 C 通过降低胃酸 pH,并使 Fe^{3+} 被还原为 Fe^{2+},使食物中的铁更容易被吸收(Fe^{2+} 易被消化道吸收)。因此,在吃红肉、豆类等含铁丰富的食物时,可以适当搭配柑橘类等富含维生素 C 的食物,帮助提高铁元素的吸收。

造成铁吸收抑制的因素有咖啡、茶和钙剂等。其中咖啡因和茶叶中的化合物会与铁络合;而大量的钙补充剂会改变肠道内的酸度,使其更加碱性,并且会竞争性抑制铁吸收的受体,从而不利于铁的吸收。因此,补充铁剂时尽量避免与咖啡、茶和钙剂一起摄入。

另外,铁吸收也可能受到其他因素的影响,如体内贮铁量、骨髓疾病状态、炎症性疾病和遗传性疾病等均可影响铁吸收。

8 正常机体铁元素的含量是多少?

正常机体中的铁元素含量因个体年龄、性别和生理状态而不同。一般来说,成年男性铁总量为 50~55 mg/kg,女性 35~40 mg/kg。

9 儿童和成人对铁元素的需求有何不同？

因生长和发育情况、体重增长和生理状态各不相同，儿童和成人对铁元素的需求不同。

处于生长发育阶段的儿童对铁元素的需求相对较高，需要铁元素来支持身体各组织的发育，包括细胞的形成、血容量的增加。婴儿出生后，可以从母乳或配方奶中获得足够的铁，但随着年龄增长，缺乏母乳或配方奶喂养的婴幼儿，他们对铁的需求会逐渐增多，尤其是在青春期，应及时补充铁元素。

成人因不再生长发育，故对铁的需求相对较稳定。但成年女性对铁的需求比成年男性大，因为经期失血会导致铁的流失。此外，妊娠期和哺乳期女性对铁的需求也很高。因此，为了满足机体的铁需求，应根据年龄、性别、生理状态等因素，搭配适合的饮食，确保摄入足够的铁。

10 铁元素每日摄取量建议是多少？

根据《中国居民膳食营养素参考摄入量（2023版）》，铁元素的平均需要量（EAR）和推荐摄入量（RNI）如表3-1所示。

表3-1 铁元素的平均需要量（EAR）和推荐摄入量（RNI）

年龄段/岁		0~0.4	0.5~0.9	1~3	4~6	7~8	9~11	12~14	15~17	18~29
平均需要量/EAR	男	—	7	7	7	9	12	12	12	9
	女							14	14	12
推荐摄入量/RNI	男	0.3（AI）	10	10	10	12	16	16	16	12
	女							18	18	18

续表

年龄段/岁		30~49	50~64	65~74	≥75	孕妇（早）	孕妇（中）	孕妇（晚）	乳母
平均需要量/EAR	男	9	9	9	9	—	—	—	—
	女	12	8a、12b	8	8	+0	+7	+10	+6
推荐摄入量/RNI	男	12	12	12	12	—	—	—	—
	女	18	10a、18b	10	10	+0	+7	+11	+6

注：AI 为适宜摄入量；a 为无月经，b 为有月经；"—"为未制定、未涉及，"+"表示在相应年龄段的成年女性需要量基础上增加的需要量。

11 铁元素摄入不足可能导致哪些健康问题？

铁在体内起着不可或缺的作用，故铁元素摄入不足会引起多种健康问题。

（1）缺铁性贫血：机体的铁元素不足会妨碍足够的血红蛋白产生，导致贫血。

（2）生长和发育问题：儿童和青少年需要足够的铁来支持生长和发育，铁元素不足会影响儿童的生长速度和智力发展。

（3）妊娠问题：孕妇对于铁元素的需求较高，通过铁元素以支持胎儿的生长发育。铁元素摄入不足会在妊娠期间引起缺铁性贫血，影响胎儿发育和健康。

（4）机体功能下降：铁元素缺乏会影响身体的能量水平和运动性能，降低生活质量。

（5）缺铁的其他表现：机体铁元素摄入不足会造成头发脱落、指甲脆弱和皮肤干燥等情况，同时会造成注意力不集中、认知功能下降及学业或工作表现不佳。铁元素缺乏还会影响免疫细胞功能，引起机体免疫功能低下等。

12 铁元素缺乏如何影响身体的能量水平和免疫系统？

铁元素缺乏之所以能对身体的能量水平产生重要影响，是因为铁是血红蛋白的组成部分，如果体内铁元素不足，可导致血红蛋白合成下降，使机体氧供应不足，从而引起疲劳和体力不支感。

铁元素对身体的免疫系统产生重要影响是因为免疫系统中的多种细胞需要足够的铁来维持其功能，如巨噬细胞和T淋巴细胞，铁元素不足会影响这些免疫细胞的活性和效能，降低身体对病原体的抵抗能力。另外，慢性炎症引起的炎症性贫血（又称慢性病性贫血），是因为铁被限制在巨噬细胞中，无法被利用于其他免疫细胞，也会影响免疫系统的功能。因此，铁元素的缺乏可以导致疲劳、虚弱感、免疫系统功能下降，使身体更容易被感染。

13 铁元素过量摄入会有哪些不良影响？

铁是自由基反应的催化剂，铁元素的过量摄入会促进体内的氧化反应，产生过多活性氧基团和自由基，引起线粒体DNA的损伤，诱发突变。研究表明，铁元素过量摄入会增加冠心病、肝病、糖尿病和部分癌症的发病风险。

（王厚才　徐沁涛）

第二节　铁的代谢与相关疾病

1 什么是铁代谢？

铁代谢是指铁被生物体吸收，在生物体内转运、分布、储存、利用、转化排泄的过程。

2 人体所需的铁主要来源于哪里？

人体铁的来源主要有两个方面，一方面是富含铁的食物，如海带、木耳、肝、肉类、血制品等；另一方面是人体自身衰老破坏的红细胞。

3 人体每天的铁需求量是多少？

健康成年男性和不在月经期的女性，每天铁的需求量为 $0.25\sim1$ mg，婴儿为 $0.5\sim1.5$ mg，月经期女性为 $1\sim2$ mg，孕妇为 $2\sim5$ mg。

4 衰老的红细胞如何为人体提供所需的铁？

红细胞的主要成分是血红蛋白，而血红蛋白由血红素和珠蛋白组成，其中血红素的成分是铁和原卟啉。当红细胞衰老破坏后，血红蛋白释放分解出铁离子以满足人体的需求。

5 食物中的铁在人体哪个部位被吸收？

食物中的铁主要在十二指肠和空肠上段被吸收，因此切除空肠可引起铁的吸收障碍，导致缺铁性贫血。

6 食物中的铁是以什么形式进入人体的？

食物中的铁绝大部分为三价铁离子形式，不易被吸收；当它被还原成亚铁离子后较易被吸收。因此铁以二价铁的形式被肠道吸收。

7 食物中的铁如何在肠腔内转变为二价铁？

小肠黏膜上皮细胞在肠腔侧的细胞膜上分布有细胞色素 b 还原酶，可以将三价铁还原为二价铁，此外肠腔内还存在抗坏血酸作为还原剂。

8 铁的吸收需要哪些因素辅助？

（1）胃酸：在酸性条件下，铁保持游离状态，利于吸收。

（2）维生素 C：又称抗坏血酸，是一种强还原剂，可以将食物中的三价铁还原为二价铁，促进铁的吸收。

9 铁的吸收有哪些影响因素？

（1）胃肠功能状况：胃肠道结构和功能的完整性对铁的吸收有很大的影响。胃大部切除术患者由于胃酸分泌减少会导致铁吸收障碍。

（2）食物铁状态：肉类食物中的肌红蛋白、血红蛋白经蛋白酶消化后，游离出的血红素铁可以直接进入肠黏膜细胞；而蔬菜和谷类食物中的铁多为三价铁，易与植物中的草酸、磷酸等结合形成不溶解的铁复合物，不易被吸收。因此食谱中需要有一定的肉类，以利于铁的吸收。

（3）体内贮铁量：当铁缺乏时，铁的吸收量增加，而铁贮存量多时则相反。

（4）骨髓造血状态：当骨髓造血活跃，红细胞生成速度加快时，铁吸收增加。

（5）某些药物：还原剂如维生素C、乳酸、琥珀酸等可使高铁转变为亚铁以利于吸收；氧化剂、磷酸盐、碳酸盐及某些金属制剂均可延缓铁的吸收。

10 什么情况下会发生铁中毒？

铁在肠道黏膜上皮细胞的吸收过程受到机体的调控，主要为主动转运。但是当口服大量铁剂时，铁可以被动地弥散进入肠黏膜，肠道对铁的吸收失去控制而发生急性铁中毒。

11 食物中的铁如何被小肠细胞吸收入血？

当食物中的铁从三价铁转化为二价铁后，小肠黏膜上皮细胞通过细胞膜上的一种名为二价金属离子转运体（DMT1）的蛋白质，将无机铁转运至细胞内。而在细胞膜的另一侧存在铁转运蛋白（FP1），可将细胞质中的铁运出细胞，从而铁被转运至血浆。通过这两个过程，食物中的铁得以被吸收至血液中。

12 吸收入血浆中的铁如何运输至体内发挥功能的部位？

除了贮存在小肠上皮细胞内的铁蛋白外，吸收入血的二价铁经铜蓝蛋白氧化为三价铁，与血浆中的转铁蛋白结合，随着血液循环转运至各组织中。

13 铁被运输到组织后如何发挥其功能？

在目标细胞的表面，转铁蛋白与转铁蛋白受体结合，形成的转铁蛋白-受体复合物被目标细胞吞进细胞内。该复合物在细胞质内释放铁，转铁蛋白则回到血浆中。进入细胞质的铁转运至线粒体内，在线粒体粗面内质网血红素合成酶的催化下，与原卟啉结合成血红素，再与珠蛋白结合成血红蛋白。

14 铁主要在哪些器官发挥功能？

铁被吸收入血浆后，大多数被转运至骨髓，参与红细胞的生成，其余进入肝脏和肌肉等组织中贮存。除了骨髓和肝脏外，其他组织也需要铁参与基本的生理功能，如大脑、心脏、肾、骨骼等。

15 人体内的铁以哪些形式存在？

人体内的铁主要分为两部分：功能状态铁和贮存铁。功能状态铁，是指能发挥生理功能的铁的存在形式，包括血红蛋白铁（67%）、肌红蛋白铁（15%）、转铁蛋白铁、各种酶及辅酶因子中的铁、易变池铁。贮存铁则包括铁蛋白和含铁血黄素。

16 人体内的铁主要分布在哪些组织或器官？

人体内的铁主要分布在红细胞（血红蛋白铁），肌肉（肌红蛋白铁），肝、脾、骨髓（贮存铁），血浆中的转铁蛋白（铁的主要转运形式），其他组织细胞（如其他含铁酶）。

17 为什么体内的铁需要以与蛋白质结合的形式存在？

游离的二价铁离子会与过氧化氢发生氧化还原反应，产生氢氧根离子（即芬顿反应）。氢氧根离子具有很高的活性，易损伤细胞，因此与蛋白质结合可以稳定铁离子，起到保护细胞的作用。此外，当人体受到细菌感染时，游离的铁离子会为细菌提供生长增殖的条件。

18 功能状态铁分别发挥怎样的功能？

血红蛋白铁是红细胞的重要组成部分，在血浆中起到运输氧气的作用；肌红蛋白铁的作用也是储存和运输氧气，存在于肌肉组织中；转铁蛋白铁负责将血浆中的铁转运至各组织中并发挥作用；各种酶和辅酶因子中的铁则作为其中的组成成分，参与一系列生化反应，是维持生命所需的重要物质；易变池铁则是维持体内铁含量稳定的一种方式，可以参与氧化应激反应产生氧自由基，造成细胞损伤。

19 什么是易变池铁？

易变池铁是指铁离开血浆进入组织或细胞间，短暂结合于细胞膜或细胞间蛋白的铁蛋白，又称不稳定池铁。正常人易变池铁的含量为 80～90 mg，约占全部铁的 2.5%。

20 铁在体内是如何贮存的？

铁在体内的贮存形式为铁蛋白和含铁血黄素。

（1）铁蛋白：食物中的铁吸收进入小肠黏膜上皮细胞后，二价铁离子被氧化为三价铁，与脱铁铁蛋白结合形成铁蛋白。铁蛋白的中心腔最多可容纳约 4 500 个铁原子，具有强大的贮铁能力。

（2）含铁血黄素：含铁血黄素是铁蛋白脱去部分蛋白质外壳的产物，存在于巨噬细胞等多种细胞中，比铁蛋白中的铁更难动员和利用。

21 机体在什么情况下会动用贮存铁？

在铁代谢处于平衡状态，即铁的供给量与需求量相当时，贮存铁很少被动用。当机体缺铁时，首先是贮存铁被消耗，可通过转铁蛋白的运输而动用，可以合成全身 1/3 的血红蛋白。而含铁血黄素不能立即被动用。

22 肝脏在铁代谢中发挥着什么作用?

①肝脏作为人体物质代谢的强大器官,是铁的主要储存场所之一,能吸收多种形式的铁,如转铁蛋白结合的铁、非转铁蛋白结合的铁、血红蛋白和血红素。②衰老或受损的红细胞可被肝脏中的巨噬细胞吞噬。巨噬细胞继而从红细胞中回收铁,这些铁几乎都返回骨髓,用于红细胞前体中的血红素合成。

23 体内的铁如何回收?

衰老或受损的红细胞会被肝脏、脾脏和骨髓中的巨噬细胞吞噬、清除。巨噬细胞每天从红细胞中回收的铁约 25 mg,而这些铁几乎都返回到骨髓,用于红细胞前体中的血红素合成。巨噬细胞还可以从循环血中直接吸收血红蛋白和血红素。血浆中的血红蛋白主要来自血管内溶血。

24 体内多余的铁通过哪些途径排泄?

体内每天多余的铁主要通过肠黏膜脱落细胞随粪便排出,少量通过尿、汗液排出,哺乳期妇女还可通过乳汁排出。

25 不同人群的铁排泄量有什么区别?

成人每天铁排泄量为 1 mg,育龄期女性由于月经、哺乳、妊娠等原因排出的铁较多,平均每天排出铁 1.5~2 mg。当体内铁含量过多时,每天可排出铁 4 mg;而在缺铁时,铁的排泄可减少 50%。

26 对于铁排泄量过大的人群应如何补铁?

首先,根据铁丢失过多的原因进行原发病的治疗,例如控制胃肠道出血、治疗月经过多等;其次,可以在饮食中多注意富铁食物的补充,如动物肝脏、血制品等。若缺铁较为严重,可口服铁剂。

27 什么是铁稳态?

生物机体内的铁处于一个不断吸收、利用、储存和循环的动态平衡中,即铁稳态。铁稳态又分为细胞内铁稳态和系统性铁稳态。

28 细胞内的铁稳态是通过什么机制维持的?

目前关于细胞内铁稳态的维持较为熟知的是铁反应原件/铁调节蛋白调节机制。铁反应原件是特定 mRNA 上的一段核苷酸序列,其产生的效应取决于该原件在不同 mRNA 上的位置。当细胞内缺铁时,编码铁蛋白、铁输出蛋白等 mRNA 上的铁反应原件位于翻译的起始端时,与铁调节蛋白结合后使得翻译终止,细胞内铁的储存、输出及利用减少。同时,铁反应原件在编码铁转运蛋白、二价金属转运体的 mRNA 上位于翻译的末端时,可以保护该 mRNA 免被降解,增加铁的摄取。反之,当细胞内铁含量富足时,铁调节蛋白不与铁反应原件结合,则不会产生上述效应,从而使细胞内铁的利用、储存及输出增加,减少铁摄取。

29 系统性的铁稳态是通过什么机制维持的?

系统性铁稳态的维持有赖于肝细胞分泌的小分子蛋白质——铁调素,它可以与细胞上的膜铁转运蛋白结合,导致膜铁转运蛋白被细胞内吞并降解,从而使铁输出减少。当机体铁储备丰富时,肝脏合成铁调素增多，导致肠道铁的吸收减少，肝脏和脾脏的巨噬细胞输出铁减少。因此，铁调素的含量与机体铁含量为负反馈调节机制。

30 铁调素紊乱对机体铁代谢有哪些影响？

铁调素是机体调节铁含量的重要物质，若其合成与含量异常会造成机体铁代谢紊乱，如铁调素减少使细胞膜铁转运蛋白表达持续增加，造成小肠对铁的吸收失控，继而使机体的铁含量过载；铁调素过多则抑制机体的铁转运和铁吸收，导致体内缺铁。总而言之，铁调素在维持机体铁稳态中发挥了重要作用，而铁调素异常会导致铁代谢紊乱并诱发铁代谢相关疾病。

31 铁调素的水平易受哪些因素的影响？

铁调素作为调节机体铁稳态的关键分子，自身水平也受到其他物质的调节从而影响其发挥作用，包括：①机体铁状态；②铁饱和的转铁蛋白浓度；③感染或其他炎症刺激增加铁调素的表达；④缺氧状态抑制铁调素的合成；⑤红细胞生成过程。

32 机体如何控制体内的铁含量稳定在一定范围内？

机体控制体内铁含量稳定需要多个器官系统的共同协作：①小肠作为铁吸收的门户，可以根据体内需求量调节从食物中吸收相应数量的铁；②肾脏具有重吸收的功能，分泌的促红细胞生成素还可以刺激红细胞生成，同时刺激骨髓中红铁酮的生成，红铁酮可以抑制铁调素合成，从而增加体内的铁含量；③肝、脾中的巨噬细胞可以回收衰老红细胞中的铁。

33 铁稳态失衡的原因有哪些？

影响铁的吸收、转运、储存、利用、排泄等铁代谢过程的因素均可以引起铁稳态失衡：①胃肠道结构异常及功能紊乱可影响铁的正常吸收；②铁转运、储存的相关蛋白或受体异常；③铁调素紊乱导致体内铁的调节异常；④慢性失血、体液丢失过多等因素导致铁的丢失过多。

34 铁稳态失衡后，机体有哪些保护机制？

（1）抗氧化分子：铁稳态失衡后游离的 Fe^{2+} 引起含氧自由基的生成，而生物体内具有超氧化物歧化酶、过氧化氢酶等抗氧化酶，这些抗氧化酶和其他抗氧化分子可以保护生物体免受氧化应激的损害。

（2）铁调素：铁调素可以调节小肠对铁的吸收，减少储存铁细胞对铁的释放而减少生物体内游离铁的水平。

（3）铁螯合剂：铁螯合剂可以结合细胞内多余的不稳定铁，降低铁含量以减少对线粒体的氧化损害。

35 什么是铁代谢相关疾病？

任何导致铁稳态失衡的因素都可能导致铁代谢相关疾病，包括铁过载性疾病及铁限制性疾病。铁代谢相关疾病根据病因又分为原发性与继发性两大类。

36 铁代谢相关疾病的具体分类有哪些？

铁代谢相关疾病包含原发性和继发性两大类。原发性是指由铁代谢调控相关基因突变而引起的铁代谢紊乱，包括遗传性血色病、铁剂难治性缺铁性贫血。继发性是指由铁摄入不足、炎症、红细胞生成活动等继发性因素导致的铁代谢紊乱，包括缺铁性贫血、炎症性贫血、地中海贫血、肾性贫血等。

37 铁代谢紊乱与各系统疾病之间的关系是什么？

铁代谢紊乱与各系统疾病之间有着互为因果的关系。一方面，胃肠道结构异常或功能紊乱导致铁吸收障碍，肝、脾问题导致红细胞降解异常等，都会引起体内铁代谢失衡，从而使体内铁含量异常。另一方面，铁代谢紊乱导致体内铁含量异常也会引起各系统疾病，如铁缺乏症引起营养性贫血、铁过量引起相关器官的功能障碍。

38 铁过量可能引起哪些疾病？

当铁的供给超过铁的需求时会发生铁过载，体内总铁量增加，广泛沉积于人体重要的器官和组织。当铁过量时，过多游离的 Fe^{2+} 进入易变池，导致大量活性氧自由基生成，从而造成 DNA 和线粒体的破坏。铁最容易积聚的器官为肝脏、心脏和胰腺，增加肝纤维化和肝硬化、肝细胞癌、心肌病、关节炎和糖尿病等的患病风险。

39 铁缺乏症可能引起哪些疾病？

铁缺乏症（ID）是世界上最常见的营养缺乏症之一，也是缺铁性贫血最主要的原因。由于红细胞生成的原料不足，机体血液携氧能力下降，导致组织缺氧，出现乏力、疲劳、心悸等症状。缺铁时免疫力低下也容易造成感染。

40 如何防治铁代谢相关疾病？

（1）治疗原发病，纠正影响铁吸收、转运、储存、排泄等方面的因素。

（2）补铁治疗或利用铁螯合剂治疗铁缺乏或铁过载。

（3）营养调整，根据身体的需求量增加或减少含铁食物的摄入量。

（王厚才　吴冬艳）

第三节　铁过载及对人体的影响

1 铁过载是什么？

　　铁在体内过度沉积，导致重要脏器（尤其是心脏、肝脏、垂体、胰腺和关节）的结构损害和功能障碍。

2 造成铁过载的原因有哪些？

　　铁摄入过多、铁吸收增加、铁利用障碍、铁排出减少、遗传因素。

3 铁过载会传染吗？

　　不会。

4 在我国，铁过载的发病情况是怎么样的？

　　在我国，铁过载的发生率呈上升趋势，且在慢性病患者中普遍存在。我国部分地区由于饮食习惯、环境污染等因素的影响，铁过载的发病率可能更高。

5 铁过载可能会对哪些器官和系统产生不良影响？

　　铁过载可能会损害心脏、肝脏、脾脏、肾脏、胰腺、关节、皮肤及肾上腺、甲状腺、甲状旁腺、垂体等内分泌器官，并影响心血管、消化、血液、泌尿、运动、内分泌、神经等系统。

6 铁过载对心血管系统有什么影响?

铁过载会增加动脉粥样硬化、高血压、冠心病、心肌梗死、心律失常、心肌病等心血管疾病的发生风险,甚至可能导致心功能不全和心力衰竭。

7 铁过载对肝脏有什么影响?

铁过载会增加非酒精性脂肪性肝病的发生风险,可导致肝硬化、肝功能下降,甚至可能导致肝脏肿瘤。

8 铁过载对脾脏有什么影响?

过量的铁在脾脏内蓄积可导致脾大和脾功能亢进,进而对免疫系统和血液系统产生不良影响。

9 铁过载对肾脏有什么影响?

铁过载可能促进肾结石的形成,损害肾功能。

10 铁过载对胰腺有什么影响?

铁过载可能导致胰腺炎、胰岛素抵抗和糖尿病,并且可能影响食物的消化吸收。

11 铁过载对关节有什么影响?

过量的铁沉积在关节部位可能损伤关节软骨,导致关节炎的发生。

12 铁过载对皮肤有什么影响？

铁过载可能导致皮肤出现色素沉着或呈青铜色，出现皮疹、瘙痒等过敏反应，甚至可能导致皮肤癌。

13 铁过载对血液系统有什么影响？

铁过载可能增加感染、血栓形成的发生风险，损害血液系统的造血和其他功能，甚至可能导致血液系统肿瘤。

14 铁过载对内分泌系统有什么影响？

铁过载可能导致甲状腺功能减退、糖尿病、性功能减退（包括性欲减退、性腺功能减退等）、垂体功能减退、肾上腺皮质功能减退、骨质疏松等内分泌和代谢性疾病。

15 铁过载对神经系统有什么影响？

铁过载可能导致神经病变和神经功能障碍。

16 铁过载的临床表现有哪些？

（1）皮肤症状：皮肤出现色素沉着或呈青铜色。

（2）肝脏症状：乏力、食欲减退、黄疸、肝大等。

（3）神经系统症状：记忆力减退、注意力不集中、运动协调障碍等。

（4）心血管症状：心悸、气短、胸闷等。

（5）关节症状：关节肿胀、僵硬、疼痛等。

（6）性腺症状：性欲减退、月经失调、不孕（育）症等。

（7）其他症状：生长发育障碍、反复发生感染等。

17 有了上述症状就一定患上铁过载了吗？

不一定，因为其他疾病也有可能引起上述症状。当出现这些症状时，应当及时就医，进行相关的检查，来确定它们究竟是由什么疾病所引起，并及时进行相应的治疗。

18 要诊断铁过载，可以做哪些检查？

血清铁蛋白和转铁蛋白饱和度检测、肝脏穿刺活检检测肝铁浓度、磁共振等。

19 铁过载的诊断标准是什么？

在排除活动性炎症、肝病、肿瘤、溶血和酗酒等因素的影响后，血清铁蛋白（SF）>1 000 μg/L 诊断为铁过载。

20 如何区分铁过载和缺铁性贫血？

（1）缺铁性贫血患者常会有皮肤黏膜苍白的表现，而铁过载患者则可能出现皮肤色素沉着、发黄或皮肤呈青铜色。

（2）缺铁性贫血患者血清铁蛋白减少，转铁蛋白饱和度降低，而铁过载患者血清铁蛋白增多，转铁蛋白饱和度升高。

21 铁过载有哪些治疗方法？

饮食调节、药物治疗、手术治疗、病因治疗等。

22 铁过载的饮食调节指的是什么？

避免食用含铁和含维生素C的膳食补充剂，避免食用瘦肉、动物肝脏、动物血制品、木耳、红枣、花生等含铁丰富的食品，适当增加饮用水、蔬菜和水果的摄入，避免用铁锅烹调，戒酒等。

23 铁过载可以用哪些药物进行治疗？

铁过载可以用铁螯合剂进行治疗，目前常用的铁螯合剂有去铁胺、去铁酮和地拉罗司。

24 铁过载可以通过哪些手术进行治疗？

静脉放血术、肝移植术、脾切除术等。

25 什么是铁过载的病因治疗？

铁过载的病因治疗是指针对铁过载的病因进行的治疗，可以从根本上解决问题。例如，如果先前就存在其他导致铁过载疾病，针对这些疾病进行的治疗就属于铁过载的病因治疗。

26 在进行静脉放血术治疗后应该如何进行复查？

应该每2~3个月检测一次血清铁蛋白和转铁蛋白饱和度，如果转铁蛋白饱和度低于10%、血清铁蛋白低于10 μg/L，应该终止静脉放血，然后患者每4~8周检测一次血清铁蛋白。

27 在进行药物治疗后应该如何进行复查？

（1）前3个月内每月找医生评估一次，以后每3个月一次。

（2）血清铁蛋白、促甲状腺激素/三碘甲腺原氨酸/甲状腺素、肝功能、血肌酐、血糖应每3个月检测一次。

（3）对于服用地拉罗司的患者，应每月进行一次尿蛋白分析。

（4）每年一次听力测试和眼科检查评估。

（5）二维超声心动图检查。

28 铁过载需要治疗多长时间？

一般来说，铁过载的治疗需要分阶段进行，急性期治疗时间为 8~12 周，巩固期为 4~9 个月，维持期治疗一般认为至少 2~3 年。需要注意的是，以上只是通常情况下的治疗时间的参考，实际治疗时间因人而异，需要根据患者的具体病情和医师的治疗建议来确定。

29 铁过载会不会复发？

铁过载有可能复发。如果原发病因没有得到有效控制和治疗，或者药物治疗不充分，都可能导致铁过载的复发。定期进行体检和监测有利于及时发现和处理铁过载的复发。

30 在平时，我们应该如何预防铁过载的发生？

（1）遵循科学的饮食原则，控制高铁食物和酒精的摄入，适当增加饮用水和蔬菜水果的摄入。

（2）避免滥用补铁保健品和补维生素 C 保健品。

（3）定期体检和筛查。

（4）避免长期频繁输血。

（沈盛煌）

第四节 缺铁性贫血的流行病学

1 缺铁性贫血的流行病学特点是什么?

缺铁性贫血是最常见的贫血类型,也是全球范围内最常见的贫血形式。它通常发生在各个年龄段的人群中,包括儿童、成年人和老年人。因此,预防和治疗缺铁性贫血很重要。虽然缺铁性贫血最常见,但还有其他类型的贫血,如维生素缺乏性贫血、溶血性贫血和再生障碍性贫血等,各自由不同的原因引起。

2 缺铁性贫血在全球的患病率是多少?

缺铁性贫血的患病率因地区和人群而异,没有准确的全球统计数据,但缺铁性贫血在全球范围内比较常见。据世界卫生组织(WHO)的调查报告显示,全世界有10%~30%的人群有不同程度的缺铁,且亚洲发病率高于欧洲。根据我国的调查研究结果发现,男性发病率约10%,女性为20%,而孕妇则高达35%,城市儿童缺铁性贫血发病率为12.3%,农村儿童发病率为26.7%。

3 缺铁性贫血的发病率是否因地理位置而异?

缺铁性贫血的发病率在不同地理位置和人口群体之间可能存在显著性差异,通常与食物供应不足、营养不良、某些疾病和特定人群的生活方式有关。特别是在发展中国家,缺乏足够的铁和维生素等营养物质,会使人群中患缺铁性贫血更常见。

4 缺铁性贫血在不同年龄组中的患病率如何?

缺铁性贫血在不同年龄组的患病率是不同的,以儿童及青少年、生育期妇女和老年人居多。根据 WHO 2020 年的数据显示,贫血影响全球 33% 的非妊娠期妇女、40% 的孕妇和 42% 的儿童。①儿童和青少年:由于生长发育的需要,需要更多的铁来支持血红蛋白的生成,导致其更容易患上缺铁性贫血。②生育期妇女:由于经血丢失、妊娠期和哺乳期增加对铁的需求,故生育期妇女更容易患缺铁性贫血。③老年人:缺铁性贫血在老年人中相对较少见,但老年人合并其他慢性病或消化道疾病时可能会增加患缺铁性贫血的风险。

5 缺铁性贫血在男性和女性之间的患病率是否存在差异?

由于妇女在生育期和月经期间失血,使铁流失增多,且处于妊娠期和哺乳期的妇女对铁的需求增多,相较于男性更容易患上缺铁性贫血。但男性也存在患缺铁性贫血的可能,如慢性出血、胃肠道问题及其他导致铁损失的疾病。

6 缺铁性贫血在某些特定族群或种族中是否具有倾向性?

由于遗传因素、地理位置、社会经济和营养因素的不同,一些族群可能更容易患缺铁性贫血。研究发现,非洲裔或非洲血统人群在某些情况下更容易患上缺铁性贫血。

7 缺铁性贫血的患病率是否会随着季节而改变?

缺铁性贫血的患病率一般不会随季节而发生变化。但在某些特定情况下,季节性因素可能会间接影响缺铁性贫血的发病。例如,在农村地区,农作物的收获季节可能会因为影响食物供应和饮食习惯,从

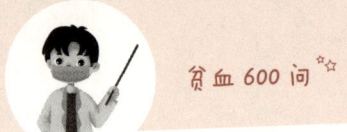

而影响铁的摄入，但这种情况如今已罕见。

8 缺铁性贫血在不同年代的患病率是否相同？

缺铁性贫血的患病率在不同年代有变化，这些变化可能与营养摄入、医疗条件和生活方式等因素有关。首先，随着时代的发展，人们生活水平的提高，饮食和营养结构发生了很大变化，铁和其他重要营养物质的摄入引起了人们的重视；其次，随着医疗保健条件的改善，缺铁性贫血在早期被发现、诊断和治疗，从而降低了缺铁性贫血的严重程度和发病率。最后，随着人们保健意识的提高，对各种疾病有了一定的认识，会针对性预防这些疾病的发生，从而使缺铁性贫血的患病率存在下降趋势。

9 缺铁性贫血与遗传因素有关吗？

遗传因素可能会影响个体对铁的吸收、利用和储存，从而增加患缺铁性贫血的概率。例如铁吸收相关基因突变可能导致铁吸收不足，进而引发缺铁性贫血；某些遗传性肠道疾病或胃肠道问题可能影响铁的吸收，增加患缺铁性贫血的概率。

10 哪些生活方式与缺铁性贫血有关？

（1）饮食：是生活方式中最重要的一点，特别是不吃富含铁的食物（如红肉等）可能导致缺铁性贫血。

（2）吸烟：吸烟会影响铁的吸收，所以吸烟者更容易患缺铁性贫血。

（3）饮酒：过量饮酒也可能干扰铁的吸收，增加患缺铁性贫血的概率。

11 缺铁性贫血与环境因素是否有关?

一般来说,缺铁性贫血与环境因素如空气质量和水质无直接关联。它主要与铁的摄入、吸收和利用有关,而不是环境因素直接引起的。但在某些特定情况下,如水源受到污染,水中有害物质增多,可能含有干扰铁吸收的物质,从而间接增加缺铁性贫血的风险,但这种情况一般很少见。

12 缺铁性贫血与职业相关吗?

缺铁性贫血一般与职业暴露无直接相关性。若职业暴露于一些可能干扰铁吸收的有毒物质中或要求长时间体力活动等,可能会增加缺铁性贫血的患病风险。

13 缺铁性贫血患者的平均发病年龄是多少?

缺血性贫血没有一个具体的发病年龄段。一般来说,缺铁性贫血可以影响各个年龄段的人,从儿童到老年人都有可能出现,特别是在婴幼儿及月经期、妊娠期和哺乳期妇女中较为常见。不同年龄段发生缺铁性贫血的原因可能不同。

14 缺铁性贫血是否与经济条件有关?

缺铁性贫血与经济水平存在一定关联。贫困和低社会经济地位的人更容易患上缺铁性贫血。首先,在贫困家庭中,营养状态较差,容易引起铁摄入不足;其次,贫困地区的人们无法获得及时、先进的医疗保健,导致贫血不能被及时诊断、处理;最后,贫困地区容易罹患一些慢性消耗性疾病,也会增加患缺铁性贫血的风险。

15 缺铁性贫血与养生保健有关吗?

有。研究表明,养生保健意识较低的人更容易患贫血,尤其是缺铁性贫血。因为养生保健意识影响其对饮食和卫生健康的重视,从而间接导致缺铁性贫血的发生。但贫血是一个复杂的健康问题,受多种因素的共同影响。

16 缺铁性贫血患者有没有家庭聚集现象?

缺铁性贫血存在家庭聚集现象的可能。家庭聚集现象意味着在同一个家庭或同一家族中,多个成员患有相似或相关的疾病或健康问题。缺铁性贫血可由于家庭本身的遗传因素,引起铁代谢中某个相关基因突变,从而影响铁吸收,导致家族成员更容易患上缺铁性贫血;其次,共同的生活方式也会使得整个家庭罹患某些疾病的风险升高,缺铁性贫血也不例外。虽然存在家庭聚集现象,但并不一定会在每个家庭成员中都表现出来。

17 缺铁性贫血与慢性病是否有关?

缺铁性贫血可与某些慢性病存在一定关联。慢性失血如胃溃疡、胃肠道出血或痔等导致红细胞丢失,引起铁的吸收不足或铁的损失增加,继而发生缺铁性贫血。另外,研究表明,肝脏能够分泌一种负调控因子——铁调素,它会使食物中的铁被肠道吸收及铁从巨噬细胞释放减少;慢性炎症因长期致炎因子的刺激,使铁调素分泌增加,从而易导致缺铁性贫血。

18 缺铁性贫血的流行病学是否与城市和农村地区之间的差异有关?

缺铁性贫血的流行病学通常与城市和农村地区之间的差异有关。

这些差异可能涉及饮食、卫生、医疗保健和生活方式等方面。

（1）饮食：城市地区通常提供更多多样化和便利的食物选择，但也可能倾向于提供高糖分、高脂肪和加工食品。在农村，饮食可能更依赖当地的农产品，这可能会影响贫血的类型和发病率。

（2）卫生条件：城市地区通常具有更好的卫生条件，包括饮用水、卫生设施和医疗保健机会，可以降低患某些疾病的风险，从而降低贫血的发生率。

（3）医疗保健：城市地区通常拥有更多的医疗保健机构和专业的医疗服务，更容易诊断和治疗贫血。在医疗资源有限的农村，存在贫血未被及时发现和处理的情况。

（4）生活方式：城市和农村地区的居民可能有不同的生活方式，包括体育锻炼、吸烟、饮酒等。这些生活方式可能影响贫血的发生风险。

19 缺铁性贫血的流行病学是否受到疫苗接种率的影响？

缺铁性贫血的流行病学通常不直接受到疫苗接种率的影响。缺铁性贫血贫血主要与铁的摄入、吸收和利用障碍及其他健康因素有关，而不是疫苗接种。但疫苗接种在预防感染性疾病方面起着关键作用，一些感染性疾病可以引起贫血。例如，在一些地区，未接种疫苗的人群可能更容易感染寄生虫或细菌，这些感染可能导致溶血性贫血或慢性感染性贫血。因此，接种适当的疫苗可以降低感染性疾病的风险，进而减少贫血的发生。

20 缺铁性贫血患者是否更容易受到感染？

相比其他疾病，缺铁性贫血患者更容易受到感染，尤其是当贫血严重且免疫系统功能减弱时。因为贫血可以影响免疫系统的功能，降低机体对细菌和病毒的抵抗能力,从而使患者更容易受到感染;其次,贫血有时是慢性病的一个症状,而慢性病本身可能会导致免疫系统功能下降,增加感染的风险。

21 缺铁性贫血患者是否更容易受到气象因素的影响?

气象因素(如气温、湿度)不是导致缺铁性贫血的根本原因。缺铁性贫血的主要原因是铁缺乏、遗传性缺陷、慢性病等。气象因素可能会影响贫血患者的舒适度和某些慢性病的原发症状,从而加重贫血,但它们通常不是导致贫血的直接原因。

22 缺铁性贫血的发病率会逐年增长吗?

缺铁性贫血的发病率在全球范围内没有呈现持续增长的趋势。原因是随着饮食条件、生活方式、知识水平、医疗保健和卫生条件等水平的逐年提高,会降低缺铁性贫血的发病率。但这些因素会在不同地区和群体之间产生差异。对于全球范围内缺铁性贫血的发病趋势,必须根据具体地区和群体的实际情况来评估。

23 如何预防缺血性贫血?

缺血性贫血的预防和干预措施至关重要,主要措施如下。

(1)在饮食和生活方式予以重视,学会合理搭配膳食以避免体内铁元素等其他营养素的缺乏。

(2)多学习一些医学科普知识,了解常见病的发病机制和防治措施,以帮助自己有效预防疾病的发生。

(3)了解缺铁性贫血的早期症状和风险因素,早就医、早诊断、早治疗。

24 缺铁性贫血的死亡率如何？

缺铁性贫血死亡率很低，预后佳。但缺铁性贫血可能继发于某些原发疾病。例如胃大部切除术后、慢性炎症等，这些情况就需要根据个体差异及体质不同进行判断，原发疾病可能会加重贫血，同时严重贫血也会影响原发疾病的诊断和治疗，因此存活率和死亡率也不尽相同。

（徐沁涛）

第五节　缺铁性贫血的病因

1 缺铁的常见原因是什么？

机体缺铁的原因大致分为4类：①需铁量增加而铁摄入不足；②铁吸收障碍；③铁利用障碍；④铁丢失过多。

2 需铁量增加多见于哪些人群？

需铁量增加多见于婴幼儿、青少年、妊娠期和哺乳期妇女。

3 婴幼儿需要额外补铁吗？

正常喂养的婴幼儿不需要额外补铁，但适量补铁没有坏处。正常新生儿出生后，储备铁足够婴儿在6个月内使用。在此期间如果能及时添加辅食，如含铁米粉，则不需要额外补充铁剂。等孩子长大一些，可以进食肉、蛋类时，应适量地食用（以补充铁元素）。

4 如何判断婴幼儿缺铁了？

婴幼儿缺铁常表现为皮肤黏膜苍白、精神状态差、乏力，且具有以下导致缺铁的危险因素，如喂养时早期没有足量，宝宝没有吃饱，后续喂养时没有及时正确地添加辅食；或者生长发育过快，体重、身高增长明显快于一般人；或者有胃肠疾病等。如出现上述症状应及时到医院相关科室救治。

5 婴幼儿出现缺铁时应如何处置？

只要给予及时正确的治疗措施，缺铁均可以被纠正，不会对儿童造成严重伤害。根据婴幼儿不同月龄喂食富含铁的奶粉、米粉或饼干，同时可以吃一些富含维生素 C 的水果，促进铁的吸收。如果病情严重，可能需要直接补充铁剂，甚至输血。以上措施一定要综合参考就诊医师的建议，切忌断章取义、擅作主张，耽误治疗。

6 为什么婴幼儿和青少年容易出现缺铁性贫血？

婴幼儿和青少年是人体体格生长的高峰期，需要生成更多的血液为机体供氧，故需要更多的铁来合成血红蛋白。如果此时期铁摄入吸收不足，容易出现缺铁性贫血。

7 妊娠期妇女需要补铁吗？

体重为 55 kg 的孕妇整个孕期约需要铁 1 000 mg，而且对铁的需求主要在妊娠中晚期，需要的铁在 6 mg/d 以上。多数孕妇铁的储存量不能满足需要，有缺铁指征时需在医师的指导下额外补充铁剂，以满足胎儿生长和孕妇营养的需要。

8 孕期如何正确补铁？

孕期补铁时应谨遵医嘱，以铁剂治疗为主，进食富含铁的食物为辅进行联合补铁。

（1）口服补铁药物：口服补铁有效、价廉且安全，大多数孕妇均可采用口服铁剂的形式进行治疗。不同亚铁盐的铁吸收效率差异微小。也可选择含叶酸的复合铁剂，但不可代替预防胎儿神经管缺陷的口服叶酸。

（2）注射铁剂：对于不能耐受口服铁剂、依从性不确定或口服铁剂无效者，可以选择注射铁剂。注射铁剂可以更快地恢复铁贮存，升高血红蛋白水平。常用的注射铁剂中以蔗糖铁最安全，右旋糖酐铁可能会引起严重不良反应，应慎重选择。输注铁剂时应随时关注注射部位是否有疼痛，以及头痛头晕和过敏等不良反应的发生。

9 孕妇补铁的食物有哪些？

含铁较多的食物有红肉、海鲜及禽类等。如 100 g 猪肝含铁量 23.2 mg，100 g 蛏子含铁量 33.6 mg，100 g 鹅血含铁量 37.7 mg。

10 哺乳期妇女需要额外补铁吗？

哺乳期妇女分娩时失血，同时乳汁分泌也会消耗贮存的铁，铁需要量较高，但一般情况下由于产后几个月内无月经，哺乳期妇女可以通过合理膳食获得足够的铁，故不需要额外补充铁剂。

11 孕妇何时需要额外补充铁剂？

当妊娠期妇女出现了缺铁性贫血的症状或者去医院检查医师发现患者贮存铁耗尽时，通过食物补铁需要的时间太长，为尽快纠正，需要在医师指导下补充铁剂。

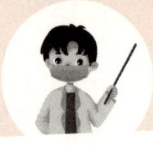

贫血600问

12 运动员为什么更容易发生缺铁性贫血？

有资料表明运动员中缺铁比较常见，在一些从事耐力性运动的运动员中，发生缺铁性贫血的比例会更高，且相对于男运动员而言，女运动员发生缺铁的情况更为常见。可能的原因是运动员，特别是参加耐力性运动的运动员较普通人体内血红蛋白含量更高，代谢更快，对铁的需求量高，因女运动员存在经月经失血，故对铁的需求量会更高。

13 缺铁性贫血如何自测？

①是否经常感到虚弱、疲倦和困倦；②皮肤、黏膜、指甲、口唇等呈浅黄色或深黄色；③轻微运动后是否感到心悸和气短；④是否经常头晕、头痛、耳鸣和注意力不集中；⑤是否总是感到困倦，睡眠质量差；⑥食欲是否缺乏；⑦是否经常感到手脚冰冷、四肢发冷；⑧是否有痛经、月经过少或过多。以上8种表现，只要符合其中4种，均可归为缺铁性贫血人群。

14 疲劳乏力一定就是缺铁性贫血吗？

贫血常见的症状有疲劳乏力、面色苍白。而疲劳乏力有很多原因，比如从事大量体力或脑力活动都会导致疲劳乏力，某些病理状态如肿瘤使机体能量消化增加，也会在一定程度上导致疲劳乏力。

15 成年人需要额外补充铁剂吗？

常规进食一些动物血制品、动物肝脏、红肉等一般不会出现铁缺乏，故不需要额外补充铁剂。

16 18～49岁成年人一天铁摄入多少比较合适？

男性膳食铁的参考摄入量为 12 mg/d，女性为 20 mg/d，妊娠中期与哺乳期增加到 24 mg/d，妊娠晚期增加到 29 mg/d。参考摄入量是指满足大多数人身体功能需求的量，超过这个值也无可厚非，一般不会产生不良影响。身体会吸收自己需要的那部分，多余的则会被排出体外。日常生活中，注意适量进食一些富含铁的肉类，一般都能达到摄入标准，无须刻意补铁。

17 铁摄入不足常见于哪些原因？

（1）偏食：日常饮食中不吃含铁丰富的食物。
（2）贫穷：进食过少，没有机会摄入足够的含铁的食物。

18 素食者容易出现缺铁性贫血吗？

通过饮食获取的铁主要来自动物性食物，比如动物血制品、动物肝脏、红肉等，而植物性食物中所含铁极少且不易被人体吸收，故素食主义者容易出现缺铁性贫血。

19 喝浓茶、浓咖啡会导致缺铁性贫血吗？

浓茶和浓咖啡会抑制肠道对铁的吸收，从而导致铁缺乏，长期如此最终可表现为缺铁性贫血。

20 如何通过膳食预防缺铁性贫血？

保障充足和多样的食物供应，增加含铁丰富且易吸收的食物的摄入，如瘦肉、动物肝脏等；增加膳食中其他微量元素的摄入，如维生素 C 可以促进肠道对铁的吸收；减少摄入食物中铁吸收抑制因子，如

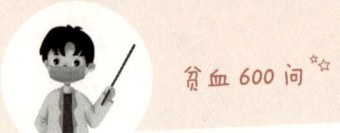

多酚、植酸，多酚主要来源于绿茶及柿子和香蕉等水果，植酸则主要来源于谷物，如小麦和杂粮。

21 食物中所含的铁和现实生活中的铁有哪些区别？

食物中所含的铁多为可被人体吸收的营养物质的组成部分之一，而我们日常生活中所指的铁是单纯铁原子组成的物质，食物中所含铁有质无形，日常生活中所指的铁既有质也有形。涉及补铁时，可以通过进食一些富含铁的食物，但不能吃铁。

22 用铁锅炒菜会增加铁的摄入吗？

不会。首先铁锅炒菜只能极少量地增加菜肴中的铁含量；再者，即使这些铁进入肠道，也极难被人体吸收，因为这些铁主要为无机铁，而人体吸收的主要是有机铁。

23 富含铁的食物通过常规的烹饪处理会导致铁大量流失吗？

不会。食物中所含的铁一般不会因为正常烹饪而变化导致不能被人体吸收，因此不必担心这方面的问题，主要还是需要选择富含铁的食物，日常生活中有意识地去补充。

24 多吃水果有利于铁的吸收吗？

可以。大多数水果如柑橘含有丰富的维生素C，而维生素C可以促进肠道对铁的吸收。

25 补铁的"水果之王"是什么？

临床上并没有补铁"水果之王"这一说法，如果想补铁，可以适当吃杧果、苹果、火龙果之类的水果。而一旦缺铁严重，出现头晕、乏力、皮肤黏膜苍白等症状时需及时就医，切忌盲目通过饮食补铁。

26 为什么维生素 C 能促进铁的吸收？

能人体肠道只能吸收二价铁，三价铁则会排出体外。维生素 C 具有还原性，可以将三价铁还原为二价，从而增加铁的吸收。

27 吃高脂肪食物会影响铁的吸收吗？

会。高脂肪食物会抑制胃酸分泌，影响铁盐溶解及三价铁转变为二价铁，导致铁的吸收减少。

28 牛奶能促进铁的吸收吗？

不能。各种食物中所含的铁必须在人体消化道中转化成"亚铁"才能被胃肠道吸收，在转化过程中，牛奶中的磷、钙易与其他物质反应，产生不易溶解的含铁化合物，反而不利于人体吸收，因此，喝牛奶后 2 小时再进食补铁食物较适宜。

29 比较优质的补铁食物有哪些？

（1）里脊肉：红肉里的里脊肉几乎都是瘦肉，富含血红素铁，人体吸收率较高且胃肠道刺激小。

（2）鸡腿肉：鸡腿肉虽然是白色肉类，但铁含量也不低，因为腿部的运动量要比其他部位大，耗氧量较高，所以血红素含量就高，即铁含量比其他部位高。

（3）动物肝脏：是公认最好的补铁食物。

（4）动物血制品：含铁极其丰富。

30 能促进铁吸收的食物有哪些？

（1）酸性食物：如醋酸、酸菜、杨梅、橘子等。

（2）高蛋白食物：如瘦肉、蛋类等。

（3）富含维生素C的食物：如橙子、草莓、猕猴桃、菜花等。

（4）含果糖的食物：如各类水果、蜂蜜。

31 能抑制铁吸收的食物有哪些？

（1）碱性食物：碱性食物可使胃液中的盐酸被中和，不利于铁的溶解和还原，使铁吸收减少。这类偏碱性的食物有胡萝卜、黄瓜、红薯、苏打饼干、牛奶等。

（2）高脂肪食物：如肥肉、动物油、动物肝脏等。

（3）多钙、多磷食物：钙磷易与铁结合生成不溶性复合物，妨碍铁的吸收。服铁剂期间不宜同时进食含钙丰富的食物如牛奶、乳制品、豆制品、海蜇、螃蟹等，以及含磷多的食物如动物肝脏、花生仁、葵花子、核桃仁等。

（4）其他如茶水、咖啡。

32 可以通过在食物中加入铁剂一类的药物来增加铁的摄入量吗？

可以，但没必要。把铁剂加入食物中，确实会增加铁的摄入。但是如果食物要经过翻炒，铁剂中的二价铁极有可能被氧化为三价铁，而人体胃肠道只能吸收二价铁；再者，铁剂一般味道不佳，加入食物中极大地影响了口感，得不偿失。

33 "只要我摄入足够多的铁，就不会出现缺铁性贫血"，这种说法对吗？

这种说法是不对的。因为人体缺铁既可能是摄入不足，也可能是铁利用障碍或铁丢失过多。如果摄入了铁却不能被机体利用，或者机体丢失铁的速度过快，都会造成缺铁，引起缺铁性贫血。

34 什么情况下人体会出现铁吸收障碍？

最常见的是胃大部切除术后，一方面胃酸分泌不足影响铁的吸收（铁在酸性环境中易溶解而便于被吸收），另一方面食物快速进入空肠，绕过了铁主要的吸收部位——十二指肠，导致铁吸收减少。胃肠道功能紊乱，如长期腹泻、乳糜泻、慢性肠炎等也可导致铁吸收障碍。

35 胃肠道恶性肿瘤患者为什么容易出现缺铁性贫血？

胃肠道恶性肿瘤患者一方面消化功能受损，铁吸收减少，另一方面多伴有消化道慢性出血，长期慢性失血容易导致缺铁性贫血。

36 长期服用胃药会导致缺铁性贫血吗？

部分胃药，如质子泵抑制剂、胃酸中和剂（氢氧化铝、碳酸氢钠等）等会减少胃酸含量，进而影响肠道酸性环境，进一步导致铁吸收障碍。长期服用导致铁摄入不足，在一定程度上会导致缺铁性贫血。

37 慢性腹泻者为什么会出现缺铁性贫血？

慢性腹泻患者，各种营养素的吸收都会减少，其中铁的吸收也会减少，长此以往，人体内储备的铁会被逐渐消化，最终表现为缺铁性贫血。

38 哪些药物会导致机体缺铁？

影响到铁吸收或铁利用的药物如口服抗酸药物氢氧化铝、西咪替丁等，会降低消化道中氢离子的浓度，从而抑制铁的吸收。促进红细胞生成的药物促红细胞生成素（EPO）通过加快红细胞的生成，使得铁的需求增加，从而引起铁的相对不足。

39 铁丢失过多常见于哪些情况？

慢性胃肠道失血，痔出血，月经量过多，咯血和肺泡出血，血红蛋白尿，凝血障碍性疾病、钩虫病等。

40 哪些疾病会导致慢性胃肠道出血从而造成缺铁性贫血？

痔，胃十二指肠溃疡，食管裂孔疝，消化道息肉，胃肠道肿瘤，寄生虫感染，食管胃底静脉曲张破裂等。

41 哪些疾病会导致月经量过多从而发生缺铁性贫血？

宫内放置节育环，子宫肌瘤及月经失调等妇科疾病。

42 平常月经量多，吃红糖、红枣补铁可靠吗？

不可靠。红糖的主要成分是蔗糖，铁含量低。而且主要为非血红素铁，人体吸收率低。红枣中的铁含量低，而且不易被人体吸收。

43 哪些疾病会导致咯血和肺泡出血从而造成缺铁性贫血？

肺含铁血黄素沉着症，肺出血-肾炎综合征，肺结核，支气管扩张，肺癌等。

44 什么是血红蛋白尿？什么是血尿？

血红蛋白是红细胞的成分，血红蛋白尿是指患者尿液中含有游离的血红蛋白，肉眼尿液表现为粉红色或酱油色，正常人不会出现。一旦出现则提示患者处于病理状态；简单地说血尿就是尿液中的红细胞，分为洗肉水样的肉眼血尿和肉眼无异常的镜下血尿，1 L 尿液中含 1 mL 血液就可以表现为肉眼血尿，每高倍镜视野 ≥ 3 个红细胞就可以诊断为镜下血尿。上诉两种血尿均属病理状态，正常人尿液中不会出现血尿。

45 血尿和血红蛋白尿都会造成缺铁性贫血吗？

血红蛋白尿的原发病多为血管内溶血，即红细胞在血液循环中被破坏，严重溶血可导致溶血性贫血，但一般不伴有缺铁性贫血；理论上如血尿长期存在，使得机体表现为长期慢性失血，可导致缺铁性贫血。但血尿患者就医一般比较积极，治疗较早，不太可能因为血尿导致缺铁性贫血。

46 为什么部分肾脏疾病的患者容易出现缺铁性贫血？

肾脏是人体血液滤过的重要场所，正常情况下，经滤过的铁绝大多数会被重吸收，如果患者肾功能障碍，会影响铁的重吸收，进而导致缺铁性贫血。

47 一次性大量出血会导致缺铁性贫血吗？

理论上会。一次性大量出血时，主要引起急性贫血和休克，更为严重，需要紧急治疗，在表现为缺铁性贫血前一般都得到有效救治，但如果依靠自身代偿，可能会发生缺铁性贫血。

48 献血会导致缺铁性贫血吗？

一般正常献血，合理控制献血次数，机体内的铁都能够代偿，不会导致缺铁性贫血。但频繁献血可能会导致缺铁性贫血，因为献血后机体加快血液的再生速度，使铁的消耗增加。

49 血液透析会导致缺铁性贫血吗？

缺铁性贫血一般见于频繁血液透析的患者。每次透析时，透析器中残留的血液、各种原因引起透析过程中出血等因素都会导致患者失血，表现为慢性失血的症状，长此以往，患者可能会发生缺铁性贫血。

50 消化性溃疡如何导致缺铁性贫血？

消化性溃疡患者常见的并发症中就包括了出血，早期累及小血管时，可引起慢性出血，患者常表现为大便发黑，随着长期出血，铁大量丢失，诱发缺铁性贫血。

51 长期解黑便会导致缺铁性贫血吗？

黑便大多是由于上消化道出血所致，长期解黑便极有可能说明患者长期存在血液流失，最终会表现为缺铁性贫血，并出现缺铁性贫血的相应症状，故有黑便的患者应及早就医，明确病因，并进行有效治疗。

52 哪种寄生虫感染容易引起缺铁性贫血？

钩虫病感染常见。钩虫根据形态分为十二指肠钩虫、美洲钩虫，这类寄生虫的成虫多寄生在小肠上段，可以造成宿主长期慢性出血，继而引发缺铁性贫血。

53 幽门螺杆菌（Hp）感染为什么会导致缺铁性贫血？

Hp感染导致缺铁性贫血可能与以下因素有关：①铁是Hp必需的

生长因子，Hp 与机体竞争铁；②Hp 感染后胃酸、胃蛋白酶分泌减少，影响铁的吸收；③Hp 感染可导致上皮细胞渗透性增高、胃黏膜细胞凋亡增多，使铁从胃和十二指肠黏膜中流失；④Hp 细胞膜外侧有铁抑制蛋白，干扰人体内铁的正常代谢；⑤Hp 感染使胃黏膜细胞产生过多的一氧化氮，选择性抑制造血干/祖细胞向红系分化，间接抑制血红蛋白的合成。

54 减肥会引起缺铁性贫血吗？

一般不会，某些特殊情况下也可能。减肥一般减的是脂肪。通过运动减肥时，使人体能量消耗增加，利用脂肪产能，最终表现为脂肪减少，体重下降。这种减肥方式不会导致缺铁性贫血。但是通过药物或手术减肥及不恰当的节食减肥时，可能会导致缺铁性贫血。手术减肥如胃大部切除术，是将胃切除很大一部分，使胃酸分泌减少，进而影响铁的吸收，导致缺铁性贫血。节食减肥时，会在一定程度上减少铁元素的摄入，长期节食会导致缺铁性贫血。

55 肿瘤患者为什么容易发生缺铁性贫血？

（1）铁丢失过多：大多癌症患者，特别是消化系统相关肿瘤，存在慢性失血，在一定程度上会导致缺铁性贫血。

（2）铁的消耗过多：肿瘤患者处于一种消耗状态，铁的需求增加，摄入相对更易不足，进而容易发生缺铁性贫血。

56 缺铁性贫血为什么会反复发生？

临床上只要诊断准确，同时及时祛除导致缺铁性贫血的病因，补充足够的铁，治疗后规范饮食，适量吃一些富含铁的食物，一般不会再发缺铁性贫血。疾病反复发作多见于没有纠正病因，如慢性出血的

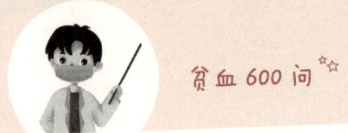

患者出血状况依然存在；或者补铁期间铁补充没有足量，过早停用药物；或者痊愈后饮食不当。

57 贫血等于缺铁性贫血吗？

不等于。贫血有多种类型，根据红细胞形态分为大细胞性贫血、小细胞性贫血、正常细胞性贫血。缺铁性贫血属于小细胞性贫血，除此之外，小细胞性贫血还有铁粒幼细胞性贫血、珠蛋白生成障碍性贫血（地中海贫血）等。

58 缺铁性贫血是不是白血病的前兆？

不是。两者属于不同疾病。

（1）缺铁性贫血：是一种小细胞低色素性贫血，病因与铁的摄入不足及慢性失血有关，需要补充铁剂。

（2）白血病：是一种造血干细胞异常分化引起的恶性增殖性疾病，是一种血液系统肿瘤。贫血是其症状之一。

59 缺铁性贫血会遗传吗？

不会。缺铁性贫血多与后天各种疾病或食物摄入不足有关，不会遗传给下一代。但有缺铁性贫血病史者，应关注是否存在诱发缺铁性贫血的危险因素，如饮食问题、胃肠道病变等，避免缺铁性贫血的发生。

60 铁摄入过多会出现不良反应吗？

日常生活中含铁食物摄入过多不会产生不良反应，正常人体的消化系统只会吸收机体所需的那部分铁，当机体缺铁时，铁的吸收率一般会增高，当机体不缺铁时，铁的吸收率会相应下降。但铁剂补充过多时，可能会导致急性中毒，引起胃肠道症状或过敏反应。口铁剂会导致黑便，这是正常现象，一般停药后会消失。但如果停服铁剂后黑便仍长时间存在，需警惕胃肠道出血性病变的可能。

61 女性为什么更容易发生缺铁性贫血？

因为生理性差异，女性相较于男性更容易失血，特别是月经量较多的患者，贫血发生的概率更大。但是女性相较于男性，对贫血的耐受力更强，红细胞低于正常值下限时也不会表现出贫血的症状。

62 吸烟与缺铁性贫血有什么关系？

吸烟有害健康，除引起肺部病变外，还可能影响心血管系统甚至免疫系统，吸烟与多种疾病的发生发展相关。吸烟是缺铁性贫血的危险因素，可能原因是吸烟导致内源性抗氧化物质如维生素 C 等活性降低，进而影响了铁的吸收，导致缺铁性贫血。

63 运动与缺铁性贫血有什么关系？

剧烈的运动会诱发或加重缺铁性贫血的症状。剧烈运动时，机体能量消化增大，需氧量大大增加，导致本就不足的红细胞相对更加缺乏，供氧与需氧之间的不平衡加重，最终表现为缺铁性贫血的症状，如乏力、头晕等。而正常的运动量一般不会产生这种影响。

64 营养不良与缺铁性贫血有什么关系？

营养不良与营养物质的摄入减少或吸收障碍有关，营养不良多伴随铁吸收的减少，因此营养不良常常是导致缺铁性贫血的一个重要原因。

（张伟荣　王莹）

第六节 缺铁性贫血的临床表现

1 在缺铁的哪个阶段会出现明显的临床症状？

缺铁性贫血分为储存铁减少期、缺铁性红细胞生成期和缺铁性贫血期。患者在缺铁性贫血期会出现明显的临床症状。

2 缺铁性贫血在临床上主要有哪几方面的表现？

缺铁原发病表现、贫血表现、组织缺铁表现。

3 导致缺铁性贫血的原发病可能有哪些表现？

消化性溃疡、肿瘤或痔，表现为黑便、血便、腹部不适；肠道寄生虫感染，可表现为腹痛和大便性状改变；妇女月经过多；肿瘤性疾病，表现为消瘦；血管内溶血导致血红蛋白尿等。

4 有黑便、血便就一定有贫血吗？

不一定。黑便多提示上消化道出血，血便多提示痔、肠炎、息肉或肿物等，失血过多或长期慢性失血会导致贫血。如果消化道仅小量出血也会出现黑便，但不足以导致贫血。

5 女性如何判断自己月经过多？

月经量为一次月经的总失血量，正常月经量为 20～60 mL，超过 80 mL 为月经过多。实际生活中，一方面可以通过与以往的月经量对比,另一方面如果出现头晕、乏力等贫血表现可提示月经过多,需及时就诊。

6 什么是血红蛋白尿?

血红蛋白尿是指尿中含游离血红蛋白而无红细胞,或仅有少量红细胞而含有大量血红蛋白的现象。根据尿中血红蛋白含量不等,尿色可呈红色、浓茶色,严重时呈酱油色。

7 缺铁性贫血与消瘦之间有必然关系吗?

缺铁性贫血与消瘦之间没有必然关系。缺铁性贫血是由于体内铁缺乏导致血红蛋白合成减少,进而红细胞生成减少,其主要症状包括乏力、头晕、心悸,但不会直接导致消瘦。消瘦是由于热量摄入不足、消耗过多或消化吸收不良等原因引起的。对于缺铁性贫血患者,如果食欲正常,摄取足够的热量和营养物质,体重不会受到影响,反之,当患者存在热量摄入不足、消化吸收不良等问题时,可能会导致体重下降进而表现为消瘦。

8 缺铁性贫血常见的贫血症状有哪些?

乏力、易疲倦、头晕、头痛、眼花、耳鸣、心悸、气短、食欲缺乏、苍白、心率增快等。

9 缺铁性贫血对身体有其他影响吗?

贫血是一种全身性疾病,可累及神经系统、皮肤黏膜、呼吸系统、循环系统、消化系统、泌尿系统、内分泌系统、生殖系统、免疫系统、血液系统等多个系统。

10 缺铁性贫血患者神经系统表现有哪些？

贫血的常见神经系统症状有头晕、眩晕、精神萎靡、晕厥、失眠、多梦、耳鸣、眼花、记忆力减退、注意力不集中等。小儿患缺铁性贫血时可表现为哭闹不安、躁动，甚至影响智力发育。

11 缺铁性贫血患者皮肤黏膜表现有哪些？

皮肤颜色变淡、苍白是贫血的主要表现，皮肤粗糙、缺少光泽甚至形成溃疡是贫血时皮肤黏膜的另一类表现。

12 缺铁性贫血患者观察皮肤黏膜变化（苍白）的哪个部位最佳？

睑结膜，指甲，口唇。

13 缺铁性贫血患者呼吸系统表现有哪些？

轻度贫血患者，平静时呼吸次数可不增加，活动后呼吸加深加快；重度贫血时，即使平静状态也可能会有气短甚至端坐呼吸。

14 缺铁性贫血患者循环系统表现有哪些？

轻度贫血时，安静状态下可无明显表现，仅活动后有心悸、心率加快；中至重度贫血时，无论何种状态都可出现心悸和心率加快，且贫血越重，活动量越大，心脏负荷越重，症状越明显；长期贫血会导致贫血性心脏病，表现为心率加快、心律失常、心脏结构异常甚至心功能不全。

15 缺铁性贫血患者消化系统表现有哪些？

一方面，凡是能引起贫血的消化系统疾病在贫血前和贫血时都有原发病表现；另一方面，贫血本身会影响消化系统，出现消化功能低下、消化不良、腹部胀满、食欲降低、大便规律和性状改变等表现。缺铁性贫血时可有吞咽异物感。

16 缺铁性贫血一定有吞咽异物感吗？

不一定。缺铁性贫血患者出现吞咽异物感的原因可能是食管内出现食管蹼，这是一种可能出现在食管任何部位的薄膜，后期可纤维化。食管蹼的存在会引起患者吞咽困难，这种情况被称为缺铁性吞咽困难或 Plummer-Vinson 综合征。

17 吞咽异物感是缺铁性贫血特有的临床表现吗？

不是。食管炎、食管癌、食管良性肿瘤等疾病及服用某些药物都可能导致吞咽困难。

18 缺铁性贫血患者的泌尿系统表现有哪些？

贫血会导致肾功能发生改变，早期表现为多尿、尿比重降低、血尿素氮增高，严重时可表现为少尿、无尿、急性肾衰竭等。

19 缺铁性贫血患者内分泌系统表现有哪些？

长期贫血会影响甲状腺、性腺、肾上腺、胰腺的功能，改变促红细胞生成素和胃肠激素的分泌。

20 女性缺铁性贫血患者内分泌激素紊乱主要表现在哪些方面？

（1）女性缺铁性贫血患者内分泌激素紊乱主要表现为性激素的异常，是由于缺铁性贫血导致女性体内雌激素水平下降，从而出现一系

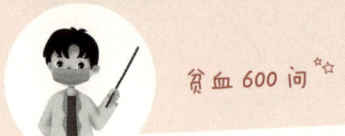

贫血600问

列症状，如月经量减少、月经周期延长，甚至闭经等。

（2）女性缺铁性贫血患者还可能出现其他内分泌激素的异常，如甲状腺功能亢进或减退、肾上腺皮质功能减退等，这些异常可能导致患者出现心悸、乏力、食欲减退、皮肤色素沉着等。

21 缺铁性贫血患者生殖系统表现有哪些？

对于男性，长期贫血会使睾丸的生精细胞缺血坏死，进而影响睾酮的分泌，减弱男性特征；对于女性，贫血会影响女性的性激素分泌，还会因合并凝血因子及血小板的量或质的异常导致月经过多。

22 缺铁性贫血患者免疫系统表现有哪些？

贫血本身会引起免疫系统的改变，如红细胞减少会降低红细胞在抵御病原微生物感染过程中的调理素作用，红细胞膜上 C_3 的减少会影响机体的非特异性免疫功能，使患者的免疫力下降，更容易发生感染。

23 贫血和低血糖临床表现的异同点有哪些？

贫血和低血糖都会出现头晕、乏力、心慌等症状，但贫血患者会出现面色苍白、容易疲倦，且症状持续时间长；低血糖患者会出现短暂性的颤抖、盗汗、饥饿、反应迟钝，经补充糖分后症状可快速缓解。

24 孕妇缺铁性贫血的表现有哪些？

轻度贫血时，孕妇容易感到乏力，部分孕妇会出现面色苍白、甲床发白、耳鸣眼花、记忆力减退、注意力不集中、烦躁等症状；中度贫血时，孕妇除了轻度贫血症状以外，还会出现心悸、气短、恶心、呕吐、食欲减退、腹胀、腹泻等症状；重度贫血时，孕妇除上述症状外，

25 孕妇发生缺铁性贫血对胎儿和新生儿的影响有哪些?

孕妇发生缺铁性贫血对胎儿和新生儿的影响是多方面的。对于胎儿来说,孕期缺铁性贫血可能导致胎儿生长发育受限、缺氧、羊水减少,甚至出现死胎、死产等情况;此外,胎儿在母体内缺铁,可能会对其认知功能和智力发展产生影响,导致出生后智力低下、记忆力减退等情况。对于新生儿,孕期贫血可能会增加新生儿的感染风险,对其健康造成威胁;还可能影响新生儿出生后的行为能力和情绪状态等。

26 小儿缺铁性贫血的临床表现有哪些?

皮肤黏膜苍白;烦躁不安或精神不振、注意力不集中、记忆力减退、智力低于同龄儿;髓外造血反应可能导致轻度肝、脾大,年龄越小、病程越久、贫血越重,肝、脾大越明显;食欲减退、异食癖、呕吐、腹泻和舌炎或舌乳头萎缩等;心率增快、心脏扩大甚至发生心力衰竭等。

27 儿童患缺铁性贫血会影响智力发育吗?

可能会。当儿童患有缺铁性贫血时,血红蛋白合成不足,携氧能力下降,导致脑缺氧,可能会影响儿童的认知和行为发育。

28 小儿患缺铁性贫血对生长发育的影响有哪些?

(1)身高和体重:贫血导致儿童体内缺乏足够的能量和营养物质,从而影响身体的正常生长。

(2)免疫系统:贫血会使免疫细胞的活性降低,机体免疫力下降,容易发生感染。

（3）智力发育：长期贫血会导致儿童的大脑缺乏足够的氧气和营养物质，从而影响其认知和学习能力的发展。

（4）运动能力：贫血导致儿童疲劳无力，从而影响其运动表现和日常活动。

（5）情绪和社会交往：长期贫血可能会导致儿童出现烦躁、易怒、注意力不集中、缺乏自信等问题，影响其与同龄人的交往。

29 老年人缺铁性贫血的临床表现有哪些？

皮肤黏膜苍白、口唇甲床无血色；容易疲倦、头晕、头痛、注意力不集中、反应迟钝、记忆力减退；活动后出现心悸、气短、胸闷等症状；食欲减退、恶心、便秘、舌乳头萎缩、舌炎、吞咽困难；毛发干枯、脱落、指甲扁平、失去光泽、易碎裂，部分患者还会出现反甲现象；免疫力下降，容易感染疾病；情绪不稳定，易怒、抑郁等。

30 缺铁性贫血患者出现哪些临床表现时提示情况危急？

呼吸困难、严重乏力、头晕眼花、精神错乱或意识模糊、静息时出现明显心慌气短等。

31 生活中出现以下临床表现一定是缺铁吗？

生活中出现皮肤黏膜苍白；容易疲倦、注意力不集中；活动后出现胸闷等症状；食欲减退、舌乳头萎缩；毛发干枯、脱落，指甲扁平、失去光泽，易碎裂；免疫力下降，容易感染疾病；情绪不稳定，易怒、抑郁等临床表现时不一定是缺铁，临床表现仅辅助医师进行诊断和治疗，出现异常症状应及时寻找原发病积极治疗。

缺铁性贫血的诊断以实验室检查结果为准。

（1）储存铁耗尽：①血清铁蛋白 < 12 μg/L；②骨髓铁染色显示骨髓小粒可染铁消失，铁粒幼细胞 < 15%；③血红蛋白及血清铁等指标尚正常。

（2）红细胞内铁缺乏：①储存铁缺乏期（ID）的①+②。②转铁蛋白饱和度 < 15%。③FEP/Hb > 4.5 μg/g Hb；④血红蛋白尚正常。

（3）缺铁性贫血：①红细胞生产缺铁期（IDE）的①+②+③。②小细胞低色素性贫血，男性 Hb < 120 g/L，女性 Hb < 110 g/L，孕妇 Hb < 100 g/L；MCV < 80 fl，MCH < 27 pg，MCHC < 32%。

32 组织缺铁有哪些临床表现？

组织缺铁的临床表现大致可从各系统分别回答，如神经系统、心血管系统、呼吸系统、消化系统、免疫系统、内分泌系统等，以及一些全身症状如皮肤干燥、口腔炎症等。

33 组织缺铁引起的神经系统异常表现有哪些？

精神行为异常；对于正处于生长发育期的儿童和青少年，还有生长发育迟缓、智力低下的风险。

34 缺铁性贫血引起的精神行为异常表现有哪些？

烦躁、易怒、注意力不集中、异食癖（如有些患者有吃土、石灰、墙土、生米等怪癖）。目前公认的发生机制有神经递质合成受阻；神经组织供氧不足。氧化应激反应的增加，对神经元造成损害。

35 缺铁性贫血引起儿童生长发育迟缓、智力低下的原因是什么？

（1）神经元发育受损：在婴幼儿期，铁对于神经元的发育至关重要。缺铁性贫血可能会影响儿童的神经系统发育，导致智力发育迟缓等问题。

（2）神经传导速度减慢：铁在髓鞘形成和维持上扮演着重要角色，缺铁可能导致神经传导速度减慢，影响神经元信号传递的效率。

36 如何预防和治疗儿童缺铁？

4~6个月的婴儿开始添加含铁米粉辅食配方奶粉，可以适当食用含乳铁蛋白丰富的奶粉。如果是纯母乳喂养，还可以给其吃专门的乳铁蛋白来预防缺铁性贫血。纠正儿童的不良饮食习惯，增加含铁丰富的食物，如含铁丰富的米粉、猪肝、瘦肉等，另外应多吃富含维生素C的食物，从而促进铁的吸收；药物治疗一般是口服铁剂，包括右旋糖酐铁、硫酸亚铁、富马酸亚铁、琥珀酸亚铁等药物。

37 缺铁性贫血对心血管系统可能造成哪些影响？

心悸、心前区隆起、全身水肿、低血压等。

38 引起心悸的原因有哪些？

心悸是一种自觉能感受到自己心跳的不适感或心慌。心率快、心率慢或心律失常时，都可发生心悸。

（1）心悸可在生理情况下引出，如服用甲状腺片、阿托品等药物和剧烈运动后，如无明显诱因下出现心悸，且发作时间不规律以及出现一些伴随症状如心前区疼痛等，应及时就诊。心脏是人体最重要的器官之一，它需要足够的氧气来维持正常的功能。贫血引起机体缺氧时，心脏就需要更加努力地工作，例如增加心率和提高每搏量，以弥补血液携氧能力的下降。长期以来，这种过度的工作状态可能会导致心脏出现不适应、压力过大，从而引发心悸。

（2）贫血也可导致心脏负荷加重，因为心脏需要以更快的速率来输送能够携带较少氧气的血液到全身各部位，以满足组织器官的需求。这种额外的工作负担也会导致心脏的过度劳累，增加了心悸的风险。

39 引起全身水肿的影响因素有哪些？

首先，缺铁性贫血会导致血红蛋白水平下降，从而影响血液中氧和营养物质的输送能力。这可能导致组织缺氧和代谢产物堆积，从而促使组织水肿的出现。

其次，缺铁性贫血可能会导致心脏负担加重，因为在贫血状态下，由于血液中氧携带能力下降，心脏需要更快地跳动来满足身体对氧的需求。长此以往可能导致心脏负担过重并引起心力衰竭，从而出现全身性水肿。

此外，缺铁性贫血也可以导致肾脏功能异常，从而影响体液的排泄和调节功能，使得体内水分潴留增加，进而引起全身水肿。

40 引起心前区隆起的影响因素有哪些？

正常人胸部两侧大致对称，如出现心前区隆起，首先考虑肺部疾病和心脏疾病。

（1）当身体缺铁时，心脏为了弥补血液中氧携带量的减少，会增加心脏的收缩力和心率，以增加血液流动和确保足够的氧输送到全身各部位。这种心脏的代偿性增加表现为心前区隆起，即在心前区（胸骨下方）出现隆起和搏动感。

（2）缺铁对心肌的影响也会使心前区隆起。心肌是由肌纤维构成的心脏肌肉层，缺铁可能直接影响心肌的结构和功能，导致心肌收缩能力减弱，从而使心前区隆起并产生搏动感。

41 缺铁性贫血为什么会出现低血压？

动脉收缩压 < 90 mmHg，舒张压 < 60 mmHg 时称为低血压或低血压状态。

（1）贫血使组织器官无法得到足够的氧供应，可能导致血管舒张、心脏泵血增加、心率加快，其结果就是低血压的发生。

（2）缺铁也可能通过影响其他生理功能来引起低血压。例如，铁元素对于一些神经递质的合成和功能有影响，而神经递质的平衡与血压的调节有关。另外，缺铁也可能影响血管功能、肾脏功能等，进而对血压产生影响。

42 缺铁性贫血对消化系统可能造成哪些影响？

口腔炎、舌炎、舌乳头萎缩、口角皲裂、吞咽困难；食欲减退；胃肠道功能障碍；贫血性胃炎；大便干燥、便秘等。

43 缺铁为什么会引起口腔炎和舌炎？

缺铁会对免疫系统造成不良影响，降低机体对抗口腔内病原微生物感染的能力，影响口腔内的细菌平衡，破坏完整的口腔黏膜，使得口腔受感染的风险增高。

44 出现舌乳头萎缩的原因有哪些？

（1）缺乏铁元素会导致贫血，血红蛋白水平下降，从而影响全身各部位的供氧，包括口腔组织。舌作为口腔内的重要组织之一，其细胞缺氧会导致细胞代谢和生长受到抑制，最终引起舌乳头萎缩。

（2）缺铁还可引起口腔黏膜和口角的弹性缺失、干燥和反复炎症，最终导致舌组织发生退行性变化，出现萎缩的症状。

45 为什么会出现吞咽困难？

（1）缺铁会导致贫血，即血红蛋白过低。血红蛋白可携带氧，在身体中运输氧到各组织和器官。当血液中的血红蛋白水平过低时，机体不能得到足够的氧供应，若涉及食管、喉和其他相关组织，导致这些组织的功能受损，包括肌肉功能受损和神经传导受影响，从而引起吞咽困难。

（2）口腔黏膜也可能受到缺铁的影响。缺铁的患者可出现口腔黏膜干燥、炎症或溃疡，使患者加重不适感，并影响到吞咽功能。

（3）缺铁可能导致整体身体虚弱，包括肌肉功能减退和协调能力下降，导致吞咽困难。

46 出现食欲减退的可能原因有哪些？

（1）机体组织、缺氧：贫血会导致机体组织缺氧，从而引发疲倦和虚弱感，并影响食欲，导致食欲减退。

（2）影响神经系统功能：铁元素对于维系神经系统正常功能至关重要。缺铁可能影响神经递质的合成和释放，进而对食欲中枢产生影响，导致食欲减退。

（3）扰乱味觉和嗅觉：缺铁可能干扰口腔和嗅觉器官的正常功能，影响味觉和嗅觉的敏感性，降低对食物的兴趣和食欲。

（4）影响食物吸收：铁元素对食物的吸收和利用起着重要作用。缺铁可能打乱肠道中铁元素的平衡，导致胃肠道问题，影响食物吸收效率，从而使食欲减退。

47 出现胃肠道功能障碍的原因有哪些？

胃动力障碍是指胃的蠕动和排空功能，导致消化不良、腹胀、恶心等症状。

其发生原因多样，主要分为以下几类。①功能性因素（非疾病引起）：饮食不当、生活习惯影响、药物副作用；②病理性因素（疾病相关）：胃肠道疾病、全身性疾病、感染与炎症等。

48 贫血性胃炎的发生机制有哪些？

长期缺铁造成的贫血状态可以导致胃黏膜缺氧，使胃黏膜易于发生炎症，进而导致贫血性胃炎。同时胃炎的发生会影响对铁的吸收，形成恶性循环。

49 缺铁的患者为什么会出现大便干燥、便秘？

大便干燥指大便呈颗粒状或团块状，甚至排出时带血或排出困难，需要用开塞露等药物协助排出。便秘主要表现为大便干硬、排便次数减少、排便费力。

（1）缺铁可能会影响肠道细胞的生长和修复能力，使肠道黏膜受损，黏膜屏障功能减弱。这样一来，肠道黏膜对水分和营养的吸收能力下降，导致粪便中水分含量减少，变得干燥。

（2）铁元素还可以影响微生态平衡，体内共生菌群的失衡也可能导致肠道功能异常，出现便秘。此外，铁元素缺乏可能导致胃肠道黏膜屏障受损，促进感染的发生，从而导致肠道感染或炎症，这些都可能引发便秘。

50 为什么缺铁会引起毛发干枯、脱落？

（1）缺铁会使毛囊周围组织供氧不足，导致毛囊营养不足，进而影响毛发的生长和健康，使毛发变得干枯、脆弱和易断。

（2）缺铁也可能通过影响细胞死亡和新陈代谢的过程，直接影响毛发的生长和质地。铁元素在细胞凋亡和基因表达方面起着重要作用，缺铁可能导致头发生长周期受到干扰，使毛发质量下降，毛发变得干枯和无光泽。

（3）缺铁还可能与其他微量元素代谢有关，如锌、硒等微量元素的吸收和利用。这些微量元素与毛发的生长和健康密切相关，缺铁会影响这些微量元素在体内的平衡，从而间接影响毛发的健康状况。

51 为什么缺铁会出现皮肤干燥、皱缩？

（1）缺铁会对血液中的血红蛋白水平产生影响，减少皮肤组织的氧供。缺氧会使得皮肤失去弹性，变得干燥、松弛和容易出现皱纹。

（2）缺铁也可能通过影响胶原蛋白合成而导致皮肤问题。胶原蛋白是维持皮肤弹性的主要蛋白质成分，而铁元素在胶原蛋白的合成过程中起着关键作用。缺铁会影响胶原蛋白的正常合成和稳定性，使得皮肤失去弹性，变得松弛，出现皱纹。

（3）缺铁还可能与其他微量元素的代谢有关，如锌、铜等微量元素的吸收和利用。这些元素在皮肤结构和保湿功能中扮演着重要角色，缺铁会影响这些元素在体内的平衡，从而导致皮肤失去水分和弹性，出现干燥和皱缩的现象。

52 缺铁性贫血引起指（趾）甲缺乏光泽、脆薄，易裂，重者指（趾）甲变平，甚至凹下呈勺状（匙状甲）的原因有哪些？

匙状甲是缺铁性贫血较为典型的临床表现，也称为凹甲或反甲，是指指甲畸形，临床表现为指甲中央部位凹陷、变薄，周围向上翘起，类似茶匙状。

（1）贫血可影响指甲的生长速度和指甲的形态。

（2）贫血影响角质化过程：铁元素对于角质化过程中角蛋白及其

他蛋白质合成非常关键。缺铁可能导致角质化发生异常，这会影响指甲甲板的结构和硬度，使甲板变薄、脆弱及变形。

（3）缺铁可能影响指甲甲床细胞的正常生长和分裂，从而导致指甲形态异常。

53 缺铁性贫血中出现肝大的可能原因有哪些？

缺铁性贫血引起肝大的原因可能涉及多个方面。

（1）缺铁性贫血会导致肝组织缺氧，逐渐演变为组织缺氧和高碳酸血症，这种情况下肝脏微血管扩张，血管阻力下降，导致肝脏充血和肿大。

（2）缺铁性贫血可能使心脏负荷加重，因为在贫血状态下，心脏需要更快地跳动来满足机体对氧的需求。长此以往，心脏负荷过重可能导致静脉淤血，增加了肝脏的负担，造成肝大。

（3）贫血状态下血液黏稠度增加，血流速度减慢，易形成血栓，影响肝脏正确功能。

（4）缺铁性贫血引起的微量元素和蛋白质代谢紊乱也可能对肝功能产生损害，进而导致肝大。

54 缺铁性贫血中出现脾大的原因有哪些？

缺铁性贫血引起脾大的原因可能涉及多个方面。

（1）缺铁性贫血导致机体中红细胞数量减少及血红蛋白水平下降，这会引起贫血。贫血状态下，会增加脾脏清除大量畸形红细胞的工作量，脾脏因此也会逐渐肿胀。

（2）贫血状态下身体组织器官对氧的需求增加，这可能导致脾脏代偿性扩张，使得脾脏容纳更多的血液，进而引起脾大。

（3）贫血状态下循环血容量减少，脾脏在这种情况下可能扩张以储存更多的红细胞来保证机体的供氧需求。

55 缺铁性贫血对内分泌生殖系统的影响有哪些？

性功能减退、女性月经失调，处于生长发育期的患者可能出现性早熟，以后会出现性功能减退。

56 缺铁出现月经失调的原因有哪些？

（1）铁元素在体内参与了血红蛋白的合成和氧的输送，对维持正常的生理周期和月经健康至关重要。缺铁会影响体内血红蛋白的生成，导致贫血，进而影响卵巢功能和激素分泌，引起月经失调。

（2）缺铁会对体内雌激素和黄体酮的代谢造成影响。雌激素和黄体酮是影响月经周期和卵巢功能的两种重要激素。缺铁会影响这两种激素的正常代谢和平衡，导致卵泡发育、排卵和子宫内膜的形成受到干扰，引起月经失调。

（3）缺铁还可能影响体内的血糖和胰岛素水平，使得胰岛素敏感性下降，从而影响糖代谢和激素平衡，间接对月经周期产生影响。

57 缺铁性贫血为什么会引起随意跌倒？

（1）贫血会减少血液携氧能力，从而影响肌肉组织和神经系统的正常功能。当身体缺氧时，肌肉组织得不到足够的氧气供应，就会出现肌肉无力、乏力和疲劳等情况，这些都会增加跌倒的风险。

（2）贫血还会引起心脏的过度工作，因为心脏需要以更高的频率来输送足够的氧到全身各器官，包括肌肉组织。这可能导致心率加快、心悸等不适感，同时也会导致体温调节不佳，出现出汗过多等症状，这些都会增加运动时跌倒的风险。

（3）缺铁对大脑功能也有影响，可能导致头晕、注意力无法集中、认知能力下降，这些因素也会使得跌倒的风险增加。

58 缺铁性贫血延缓骨折愈合的原因有哪些？

（1）首先影响骨组织的形成和修复过程：骨折愈合需要大量的营养物质，包括钙、磷、蛋白质等，而缺铁会干扰这些营养物质的正常代谢和利用。

（2）影响胶原蛋白合成：胶原蛋白是构成骨骼结构的重要蛋白质，缺铁会妨碍胶原蛋白的正常合成，影响骨折的修复和愈合。

（3）减少血红蛋白含量：缺铁导致血红蛋白减少，血氧运输能力降低，可能影响骨细胞的新陈代谢和修复能力。

（4）影响骨细胞代谢：缺铁会影响骨细胞内氧化还原平衡，降低骨细胞代谢的有效性，从而影响骨折愈合过程中的新生骨组织形成的速度和质量。

（秦超容　蒋琳）

第七节　缺铁性贫血的诊断

1 缺铁性贫血的诊断标准有哪些？

缺铁性贫血的诊断标准如下。

（1）血常规提示血红蛋白（Hb）降低，男性 Hb < 120 g/L，女性 Hb < 110 g/L。红细胞呈小细胞、低色素性（平均红细胞体积 < 80 fl、平均红细胞血红蛋白含量 < 27 pg、平均红细胞血红蛋白浓度 < 320 g/L、

红细胞分布宽度 < 14.5%)。

(2) 有明确的缺铁病因和临床表现(如乏力、头晕、心悸等)。

(3) 血清铁蛋白(SF) < 15 μg/L,感染或合并慢性炎症患者(除外慢性肾功能不全、心力衰竭)SF < 70 μg/L;转铁蛋白饱和度(TSAT) < 15%;血清铁 < 8.95 μmol/L,总铁结合力(TIBC) > 64.44 μmol/L;血清可溶性转铁蛋白受体(sTfR) > 26.50 nmol/L(2.25 mg/L)。

(4) 骨髓铁染色显示骨髓小粒可染铁消失,铁粒幼细胞 < 15%。

(5) 游离原卟啉(FEP) > 0.90 μmol/L(全血),锌原卟啉(ZPP) > 0.96 μmol/L(全血)。

(6) 补铁治疗有效。

符合(1)和(2)~(6)中的任意两条以上可以诊断铁缺乏症或缺铁性贫血。

2 铁缺乏症的诊断标准是什么?

除外缺铁性贫血,铁储存耗尽和红细胞内铁缺乏症的诊断标准如下。

(1) 铁储存耗尽:①血清铁蛋白(SF) < 12 μg/L;②骨髓铁染色显示骨髓小粒可染铁消失,铁粒幼细胞 < 15%;③血红蛋白及血清铁等指标尚正常。

(2) 红细胞内铁缺乏症:①铁储存耗尽的①+②;②转铁蛋白饱和度 < 15%;③游离原卟啉(FEP)/血红蛋白(Hb) > 4.5 μg/gHb;④血红蛋白尚正常。

根据血常规等报告结果,可以进行一定的比较来判断疾病的进展阶段。

3 儿童铁缺乏症的诊断标准与成人有何不同?

儿童不同于成人,由于造血系统的发育,所以血液成分比例不同,直到青春期才逐渐趋于正常成人。因此,儿童铁缺乏症的诊断略微不同于成人。血清铁蛋白(SF)是评价铁储备的敏感参数,是作为铁储备状况的必检指标,可以用来诊断铁缺乏症(包含铁减少期或储存铁缺乏期和红细胞生成缺铁期)。

儿童铁缺乏症诊断标准见表3-2,结合骨髓铁染色、铁代谢检查,血常规其他指标,可以明确诊断。

表3-2 儿童铁缺乏症诊断标准

项目	5岁以下儿童血清铁蛋白(SF)/($\mu g \cdot L^{-1}$)	5岁以上儿童血清铁蛋白(SF)/($\mu g \cdot L^{-1}$)
正常健康人群	<12	<15
感染或炎症情况	<30	<70

4 儿童缺铁性贫血的诊断标准与成人有何变化?

同铁缺乏症一样,儿童缺铁性贫血的诊断略不同于成人。儿童缺铁性贫血的诊断标准如下。

(1)具有缺铁的高危风险因素或(和)临床表现。

(2)血红蛋白(Hb)降低,提示贫血(表3-3)。

(3)具有铁缺乏症的实验室依据:①全血细胞计数提示小细胞低色素性改变;②SF降低;③铁剂诊断性治疗有效。

表3-3 缺铁性贫血的诊断标准

年龄	血红蛋白(Hb)浓度/($g \cdot L^{-1}$)
6月龄~5岁	<110

续表

年龄	血红蛋白（Hb）浓度/(g·L^{-1})
5～12岁	<115
12～15岁	<120
>15岁（男）	<130
>15岁（女）	<120

注：海拔每升高1 000 m，血红蛋白浓度升高4%。

5 妊娠期缺铁性贫血的诊断要点是什么？

妊娠期缺铁性贫血不同于正常成人缺铁性贫血。在我国，妊娠期贫血的诊断标准推荐以时间依赖性血红蛋白水平来定义，即妊娠早期血红蛋白＜110 g/L，妊娠中期血红蛋白＜105 g/L，妊娠晚期血红蛋白＜110 g/L，可以诊断为妊娠期缺铁性贫血。

6 结合中医知识，缺铁性贫血的诊断要点是什么？

中医学将缺铁性贫血称为"萎黄"，和西医一样，症状以面色萎黄、皮肤干枯无光泽、四肢乏力、头晕等为主。原因是脾胃虚弱、气血不足、肌肤失养等，可分为脾气虚弱型和气血两虚型。依据症状表现、舌象、脉象和血常规等方面对缺铁性贫血进行诊断。

7 如何进行铁缺乏症和缺铁性贫血的早期诊断？

铁缺乏症和缺铁性贫血在早期时铁储存可能足够代偿，可维持基本的造血合成和红细胞功能，所以早期可能无症状或症状轻微。故早期诊断只能根据实验室检查来判断，但结果有可能正常。患者如果感觉有自发类似的症状，应尽早进行相关检查和定期随访，并加强规律饮食与作息。也可以定时体检进行早期诊断。

8 体内铁代谢异常如何演变成缺铁性贫血？

缺铁性贫血并非突然发生，而是由体内铁代谢异常逐步发展而来，从铁含量减少到铁储存耗尽，再到红细胞内铁缺乏，最终发展为缺铁性贫血。而在缺铁性贫血出现之前的症状和代谢异常统称为铁缺乏症。

9 为什么在诊断标准中选择的指标可以反映缺铁性贫血和铁缺乏症？

缺铁性贫血和铁缺乏症的诊断标准覆盖了病因、症状、实验室检查（血常规、骨髓象、铁代谢检查）及治疗方面，从以上方面解释缺铁性贫血和铁缺乏症，可以更精确地诊断。同时，诊断标准中以血常规指标作为必需条件，是因为血常规更容易操作，可以迅速知道结果并且能够观察一些指标的变化情况。其他项目可以作为血常规的等效检查，也比较常见，费用易被患者接受且操作简单，因此检查或症状与血常规结果越符合，诊断越明确。

10 血象、骨髓象、铁代谢检查三者的优缺点有哪些？

血象、骨髓象与铁代谢检查均是缺铁性贫血诊断时需要做的项目。三者在反映疾病的进展情况也各有优劣。血象是指通过观察血细胞的数量变化及形态分布从而判断血液状况及疾病的检查；骨髓象检查又称骨髓细胞学检查，是骨髓涂片后在显微镜下表现出来的征象；铁代谢检查为一系列与铁相关的代谢物质含量变化的检查手段。三者的优缺点见表3-4。

表3-4 血象、骨髓象、铁代谢检查的优缺点

项目	相对优点	相对缺点
血象	操作简单，价格便宜，结果迅速且易得，反映结果较为明显，可以作为疾病痊愈和复发、药物停用或使用、治疗效果等的反映指标	细微变化可能不易发现，较易受外界因素的干扰
骨髓象	比较准确地反映出各骨髓细胞的变化程度	需要穿刺，为侵入性检查，操作较复杂，费用较高，等待结果时间长
铁代谢	血清铁蛋白变化可以作为早期诊断依据；铁染色可以作为最肯定依据（金标准）；血清转铁蛋白受体也可以直接反映缺铁情况	费用较高，等待结果时间较长

11 什么是绝对性铁缺乏症及缺铁性贫血和功能性铁缺乏症及缺铁性贫血？

绝对性铁缺乏症及缺铁性贫血就是平常所说的缺铁性贫血和铁缺乏症，即机体铁储存耗尽，铁含量不足。但是功能性铁缺乏症及缺铁性贫血不同，机体铁储存是足够的，但由于部分原因无法释放和补充，导致血液铁降低，无法利用铁参与造血，因此导致贫血和铁缺乏。功能性铁缺乏症及缺铁性贫血主要常见于慢性病导致的贫血，如慢性炎症、感染、肿瘤。

12 出现哪些症状可怀疑缺铁性贫血或铁缺乏症？

缺铁性贫血可由营养不良所致，但多数情况下是由其他疾病引起，贫血只是这些疾病的临床表现之一。所以当身体出现某些症状时，需

要进行一定的检查和初步诊断。

这些症状包括：①头晕乏力、面色苍白、容易疲倦、眼花耳鸣、心悸气短、食欲缺乏等；②烦躁易怒、体力耐力下降、口舌炎、儿童发育迟缓，指甲缺乏光泽、脆薄易裂，毛发皮肤干燥干枯，甚至出现指甲下凹、异食癖等；③其他主要表现有消化性溃疡、肿瘤、痔、女性月经过多等。

13 排除仅针对缺铁性贫血的诊断，还需要做哪些诊断来进行病因探查？

在现阶段生活水平下，由营养不良引起的缺铁性贫血已经少见。多见于其他疾病，而贫血只是这些疾病的临床表现之一。只有明确病因，贫血才有可能得到根治，故需要根据患者主诉和现病史，有针对性地进行检查。①女性月经过多，可以进行妇科检查；②胃肠道疾病如消化性溃疡、痔、克罗恩病等，可以进行粪便隐血试验、胃肠道内镜等检查；③恶性肿瘤性疾病、术后慢性失血可以进行X线、内镜等检查；④咯血和肺泡出血等肺部疾病，可以进行胸肺部检查；⑤尿血可以进行泌尿系统或免疫系统检查。

14 缺铁性贫血问诊时患者应如何准确回答？

当医师向缺铁性贫血患者询问病情时，患者需如实向医师汇报与病情相关的情况，不要有所隐瞒和遗漏，避免耽误疾病治疗。与贫血相关的情况包括疾病发作时间、持续时间、病情程度、发作症状、个人疾病史、检查史、食物与药物服用史、家族病史、手术外伤史、献血史等。女性患者要注意月经史、妊娠史、妇科疾病，儿童青少年患者要注意饮食情况，若怀疑钩虫感染，还需说明饮食情况、地区途经史、职业等。

15 铁缺乏症或缺铁性贫血的诊断流程是什么?

针对铁缺乏症或缺铁性贫血,诊断流程见图 3-1。

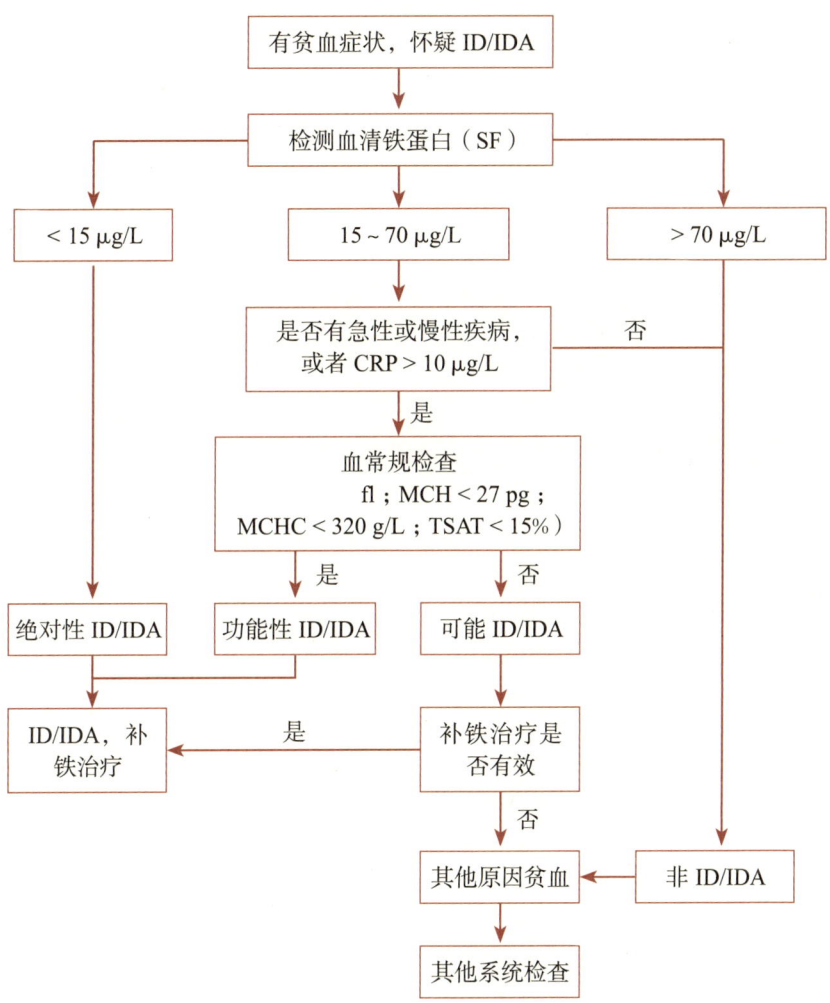

ID/IDA. 铁缺乏症/缺铁性贫血;CRP. 急性反应期蛋白;MCV. 平均红细胞体积;MCH. 平均红细胞血红蛋白含量;MCHC. 平均红细胞血红蛋白浓度。

图 3-1 铁缺乏症或缺铁性贫血的诊断流程

16 缺铁性贫血的体格检查需要注意的事项有哪些?

缺铁性贫血的体格检查主要集中在视诊方面,所以对于患者来说,就诊时症状已经突显,诊断也比较明确。但对于易混淆、易误导的其他症状需要向医师说明,比如面色苍白易被妆容掩盖,需要去除;头发干枯干燥可能是频繁染发导致等。当然,对于其他疾病引起的缺铁性贫血,病因表现出来的征象在检查时也需要向医师及时汇报。

17 缺铁性贫血的实验室检查时需要注意的事项有哪些?

缺铁性贫血患者在初次进行实验室检查时需要考虑最近药物服用史、输血献血史等,因为药物中的铁剂及献血输血可以在短时间内改变血常规各指标比例,可能掩盖真实病情。因此若有能短时间改变血液情况的经历,需要向医师说明清楚,再根据医嘱进行实验室检查。

18 女性患者进行缺铁性贫血诊断时需要注意什么?

对于女性患者,尤其育龄期妇女,由于月经和妊娠等特殊的生理现象,相对于其他群体发生缺铁性贫血的概率较高。比如月经过多,妊娠期缺铁性贫血及子宫肌瘤等妇科疾病。所以在诊断时,女性患者在回答其他病因时,还需要向医师说明自己的月经情况,月经是否规律、月经量(用几包卫生巾)、持续时间;是否妊娠及先前妊娠史,若不知可进行尿妊娠试验做初步判断;妊娠期间的饮食情况,部分女性可能会有减肥节食现象,也需要向医师说明情况。对于有妇科疾病的患者还需要进行说明,或者进行妇科检查。

19 儿童患者进行缺铁性贫血诊断时需要注意什么?

儿童患者由于身体各项功能发育,对于营养元素的摄取需求较大,因此更容易发生缺铁性贫血。因此儿童患者在诊断缺铁性贫血时,不仅仅要通过症状表现和常规检查判断，还要从年龄、运动，尤其饮食等方面出发。青少年和儿童容易挑食、偏食，或者没有补充铁剂，容易导致营养摄入减少或营养不均衡，是儿童缺铁性贫血最常见的原因之一，所以在饮食方面问诊时需要着重描述。同时儿童胃肠道功能也容易发生紊乱，同样需要重点描述，以确定是否有吸收或丢失铁的问题。

20 在对老年患者进行缺铁性贫血诊断时需要注意什么？

老年患者身体各项功能下降，细胞活性造血功能全面下降，而且大部分患者会有慢性基础疾病的存在，也很容易发生缺铁性贫血。所以在对老年缺铁性患者诊断中，主要侧重于原发病的探查，从症状体征和实验室检查出发，探寻是否有其他已知或未知疾病导致的继发贫血，尤其对于未被发现的疾病如肿瘤等，需要特别注意，及时发现，尽早去除病因，才有可能治愈贫血。

21 钩虫病导致缺铁性贫血的诊断标准有哪些？

钩虫病为胃肠道寄生虫病，随着食品卫生质量的不断提高，钩虫病的发生率逐渐下降。钩虫病导致的贫血主要为成虫致病，引起长期慢性失血，甚至个别患者出现异食癖。因此，若其他检查均未发现明显特征性异常时，需要根据患者的病史进行粪便检查，钩虫病主要靠粪便中检获虫卵或孵出钩蚴确诊。

22 恶性肿瘤导致缺铁性贫血的原因有哪些？如何诊断？

恶性肿瘤为常见的消耗性疾病，大部分肿瘤发育过程中，会消耗机体营养供肿瘤生长，而且患者食欲减退，机体所需的营养元素缺乏，也包括铁元素缺少。同时，肿瘤在生成过程中，会侵入血管，破坏血管和血细胞，并且造成机体失血；肿瘤侵入骨髓，骨髓被破坏导致骨髓造血功能丧失。综上因素均可导致机体红细胞合成原料减少，生成减少，破坏增加，继而导致贫血。临床主要针对恶性肿瘤的症状和影像学等辅助检查来判断。

23 缺铁性贫血导致的精神状况异常应如何诊断？

精神状况异常包括烦躁、易怒、注意力不集中等，可以是缺铁导致，因缺铁可导致机体含铁酶和依赖铁的酶活性降低，进而影响精神状况，也可以由心理疾病及刺激、精神疾病、某些药物等造成。所以对于出现精神状况异常者，即使轻微也不应忽视，需要做一定的检查，缺铁性贫血引起的精神异常检查主要侧重于检测铁含量与血常规等，其他可以从药物服用史、心理沟通、既往疾病等来区分。

24 缺铁性贫血导致的异食癖应如何诊断？

异食癖是一种进食障碍，是由于代谢功能紊乱，味觉异常和喂养管理不当等引起的一种非常复杂的多种疾病的综合征。可以由缺铁等微量元素引起，也可以由精神心理因素、家庭教育背景因素等引起，寄生虫（如钩虫）感染也可引起异食癖，也可以由缺铁导致。因此诊断应集中在缺铁性贫血的检查，排除诊断主要在心理沟通和家庭史方面。综合对异食癖病因进行诊断。

25 缺铁性吞咽困难应如何诊断？

缺铁性吞咽困难（Plummer-Vinson综合征）的诊断主要依据以下步骤：①临床表现评估，典型症状为间歇性吞咽困难（尤其在进食硬食时明显），可能伴有缺铁性贫血表现（如苍白、乏力、头晕、舌炎、口角皲裂、匙状甲等）。注意：症状需与食管癌、功能性吞咽困难等疾病相鉴别。②实验室检查：血常规显示小细胞低色素性贫血（血红蛋白、红细胞体积降低）。铁代谢检查示血清铁、铁蛋白降低，总铁结合力升高，确诊缺铁状态。③影像学与内镜检查 X 线钡餐造影可能发现食管上段膈膜样狭窄（食管蹼）。

26 缺铁导致的不宁腿综合征如何诊断？

不宁腿综合征是一种主要累及腿部神经系统的感觉运动障碍性疾病。患者安静状态下会出现难以形容的双下肢不适感，以小腿居多，患者因难以忍受从而有强烈的活动双腿的愿望，活动后缓解，夜间休息时症状加重。该病分为原发性和继发性，遗传、缺铁等微量元素、神经疾病或异常、类风湿关节炎等疾病均可引发本病。出现典型症状即可确诊。进行病因探查时，除神经系统、运动肌肉、遗传基因和风湿免疫检查外，还需要考虑铁等微量元素缺乏所导致，可以从缺铁的症状和实验室检查获得。

27 细菌感染会导致缺铁性贫血吗？如何进行诊断？

一般细菌感染不会导致缺铁性贫血，最常见能引起缺铁性贫血的是幽门螺杆菌引起的胃肠道溃疡及慢性出血，其次，结核分枝杆菌引起的肺结核会出现咯血，引起长期慢性失血。二者引发的症状都比较明显，消化性溃疡会出现周期性上腹疼痛、餐前或餐后痛等，肺结核会出现咯血、低热、盗汗等症状。所以应围绕致病菌来诊断，除明显症状外，细菌培养仍然是金标准，但等待时间过长。影像学表现为消化性溃疡和肺结核表现。对于幽门螺杆菌，还可以采用尿素酶试验、呼气试验来检测确诊。

28 缺铁性贫血导致的贫血性心脏病应如何诊断？

当长期严重贫血时，机体血氧供应不足，长期缺氧会导致心肌功能减退，心脏储备功能减退，同时也会导致心脏负荷增加，最后进展为心肌肥厚和心功能不全。所以对于长期贫血患者，若 Hb ≤ 70 g/L，可以疑诊，但还需要心电图、超声等影像学检查辅助诊断，如果同时出现心力衰竭等心功能不全症状，就可确诊贫血性心脏病。需要探明贫血的类型及病因，对于缺铁性贫血导致的贫血性心脏病，需要进行铁代谢及血红蛋白等实验室检查进行排除和查找病因。

29 铅中毒导致的贫血应如何诊断？

铅中毒导致的贫血多为溶血性贫血和小细胞正色素或低色素性贫血，由于铅能直接干扰血红蛋白的合成，使血红蛋白含量减少，所以也可以引起贫血。由于铅中毒导致的贫血相对少见，所以针对这种类型的贫血，接触史和职业尤为重要，使用的物品有无含铅也需查明。同时针对铅中毒的症状（如头晕、头痛、乏力、失眠、肢端麻木、感觉缺失、足腕下垂、牙齿铅线等）可以进行初步诊断。实验室检查和影像学检查可以辅助诊断，如血常规、卟啉代谢检查、血铅尿铅检查等，均可做出初步诊断。

30 顽固性缺铁性贫血应如何诊断？

顽固性缺铁性贫血是指经补铁治疗后无效或者效果轻微，难以纠正贫血；或治愈后贫血特别容易复发。一般可能是与肿瘤或胃肠道大型手术或疾病等所致，比如胃肠肿瘤、骨髓增生异常综合征、脾胃功能失调、胃大部切除术等，故同样需要进行病因探查与诊断，如血液骨髓检查、影像学检查探查肿瘤，患者问诊了解手术史、饮食、既往病史等，进一步进行诊断。

（巫阳　周卓熙）

第八节 缺铁性贫血的鉴别诊断

1 慢性肾性贫血如何与缺铁性贫血相鉴别？

肾功能异常是诊断慢性肾性贫血的关键，同时肾性贫血多为正细胞正色素性，EPO 水平降低；而缺铁性贫血为小细胞低色素性，肾功能正常。

2 缺铁性贫血如何与生理性贫血相鉴别？

生理性贫血是指某些孕妇、婴儿或老年人出现的非病理性贫血。孕妇发生生理性贫血是在妊娠中后期，血浆容量明显增多，血液被稀释所造成的；小儿生理性贫血是指出生后 2~3 个月时由于红细胞生成素减少、骨髓造血功能暂时性降低、胎儿红细胞寿命较短、婴儿循环血量迅速增加等因素，使红细胞降至 $3.0 \times 10^{12}/L$、血红蛋白降至 100 g/L 左右出现的贫血；老年人因骨髓造血容量逐渐减少，使造血功能减退，导致红细胞及血红蛋白减少，出现生理性贫血。与缺铁性贫血的鉴别点是生理性贫血时无铁缺乏依据。

3 缺铁性贫血如何与铁粒幼细胞性贫血相鉴别？

铁粒幼细胞性贫血为遗传或不明原因导致的红细胞铁利用障碍性贫血。表现为小细胞性贫血，血清铁蛋白浓度增高、但骨髓小粒含铁血黄素颗粒增多、铁粒幼细胞增多，并出现环形铁粒幼细胞。血清铁和铁饱和度增高，但总铁结合力不低。

4 如何排除消化道出血导致的缺铁性贫血？

排除消化道出血需要从以下几个方面考虑：①仔细询问病史，有无出血相关症状？有无口服药物、酗酒等危险因素？有无肝硬化、炎性肠病、痔等慢性病史；②实验室检查方面，需进行粪便隐血试验、凝血功能、功能等检测；③影像学检查，完善胃镜或结肠镜检查，尤其警惕胃癌、结肠癌或溃疡性病变。

5 缺铁性贫血如何与珠蛋白生成障碍性贫血相鉴别？

珠蛋白生成障碍性贫血又称地中海贫血，有家族史，有溶血表现。血涂片中可见多量靶形红细胞，并有珠蛋白肽链合成数量异常的证据，如胎儿血红蛋白或血红蛋白 A2 增高，出现血红蛋白 H 包涵体等。血清铁蛋白、骨髓可染铁、血清铁和铁饱和度不低且常增高。

6 缺铁性贫血如何与慢性病贫血相鉴别？

慢性病贫血是由慢性炎症、感染或肿瘤等引起的铁代谢异常性贫血。其发病机制包括体内铁代谢异常、骨髓对贫血的代偿不足、红细胞寿命缩短等。贫血为小细胞性。贮铁（血清铁蛋白和骨髓小粒含铁血黄素）增多。血清铁、血清铁饱和度、总铁结合力减低。

7 缺铁性贫血如何与转铁蛋白缺乏症相鉴别？

转铁蛋白缺乏症系常染色体隐性遗传所致（先天性），也可由严重肝病、肿瘤继发（获得性）。表现为小细胞低色素性贫血。血清铁、总铁结合力、血清铁蛋白及骨髓含铁血黄素均明显降低。先天性者在幼儿时发病，伴发育不良和多脏器功能受累；获得性者有原发病的表现。

8 缺铁性贫血如何与甲状腺功能减退引起的贫血相鉴别？

缺铁性贫血主要是由于铁缺乏导致血红蛋白合成不足，属于小细胞低色素性贫血。而甲状腺功能减退引起的贫血通常是正细胞正色素性或大细胞性贫血，但有时也可能出现小细胞性贫血，这可能让鉴别变得复杂。所以需要更多的指标借鉴，如铁代谢参数、甲状腺功能测试等。主要从以下 3 个方面鉴别：①两者的发病机制不同。甲状腺功能减退导致贫血的原因可能包括骨髓造血功能抑制、EPO 分泌减少、合并营养缺乏（如铁、维生素 B_{12} 或叶酸）等。而缺铁性贫血则明确与铁摄入不足、吸收障碍或丢失过多有关。②实验室检查方面。缺铁性贫血的血清铁、铁蛋白会降低，总铁结合力升高，转铁蛋白饱和度降低。而甲状腺功能减退引起的贫血如果合并缺铁，可能会有类似的铁参数，但单独的甲状腺功能减退贫血铁代谢指标通常是正常的。这时候甲状腺功能检查就非常重要，促甲状腺激素（TSH）升高，T3、T4 降低可以明确甲状腺功能减退的诊断。③治疗反应。补充铁剂对缺铁性贫血有效，而甲状腺功能减退贫血需要行甲状腺激素替代治疗。如果补充铁剂后贫血没有改善，需要考虑其他原因。

9 缺铁性贫血如何与再生障碍性贫血相鉴别？

再生障碍性贫血简称再障，是一种可能由不同病因和发病机制引起的骨髓造血功能衰竭症。主要表现为骨髓造血功能低下、全血细胞减少及所致的贫血、出血、感染综合征。本病可有全血细胞减少，网织红细胞百分数＜1%，淋巴细胞比例增高；骨髓多部位增生减低（＜正常 50%）或重度减低（＜正常 25%），造血细胞减少，非造血细胞比例增高，骨髓小粒空虚。

10 缺铁性贫血如何与纯红细胞再生障碍贫血相鉴别?

纯红细胞再生障碍性贫血是指因骨髓中红系细胞显著减少或缺如所致的一种贫血,与自身免疫和胸腺肿瘤有密切关系。患者呈正细胞正色素性贫血,网织红细胞显著减少,骨髓中红系细胞明显减少,血清铁、血清铁饱和度、总铁结合力及铁蛋白增加。

11 缺铁性贫血如何与先天性红细胞生成异常性贫血相鉴别?

先天性红细胞生成异常性贫血是一种很少见的遗传性红细胞系无效造血家族性疾病。其临床特点为慢性、难治性轻度或重度贫血,伴持续或间断性黄疸。患者呈正细胞正色素性贫血,骨髓表现为红细胞系无效造血、多核、核碎裂和其他形态异常。

12 缺铁性贫血如何与骨髓增生异常综合征相鉴别?

骨髓增生异常综合征是一组起源于造血干细胞,以血细胞病态造血、高风险向急性髓系白血病转化为特征的异质性髓系肿瘤性疾病。患者有持续一系或多系血细胞减少,血红蛋白 < 100 g/L、中性粒细胞 < 1.8×10^9/L、血小板 < 100×10^9/L。骨髓检查可有病态造血表现(三系细胞形态改变)。

13 缺铁性贫血如何与急性白血病相鉴别?

急性白血病是造血干祖细胞的恶性克隆性疾病,发病时骨髓中异常的原始细胞及幼稚细胞(白血病细胞)大量增殖并抑制正常造血,可广泛浸润肝、脾、淋巴结等多种脏器。患者表现为贫血、出血、感染和浸润等征象。大多数患者白细胞增多,血涂片分类检查可见数量不等的原始和幼稚细胞,约50%的患者血小板 < 60×10^9/L,晚期血小

板往往极度减少。骨髓检查原始细胞≥骨髓有核细胞的 20% 即可诊断急性白血病。

14 缺铁性贫血如何与慢性髓系白血病相鉴别？

慢性髓系白血病又称慢粒，是一种发生在多能造血干细胞的恶性骨髓增殖性肿瘤，主要涉及髓系，病程发展缓慢，脾脏多肿大。患者白细胞计数明显增高，常超过 $20×10^9/L$，可达 $100×10^9/L$ 以上，血涂片中粒细胞显著增多，可见各阶段粒细胞，以中性中幼、晚幼和杆状核粒细胞居多，嗜酸、嗜碱性粒细胞增多，骨髓增生明显至极度活跃，以粒细胞为主，粒红比例明显增高。随着病情的发展，外周血或骨髓原始细胞占比不断上升。此外还有 Ph 染色体阳性或 BCR-ABL 融合基因阳性。

15 缺铁性贫血如何与慢性淋巴细胞白血病相鉴别？

慢性淋巴细胞白血病是一种进展缓慢的成熟 B 淋巴细胞增殖性肿瘤，以外周血、骨髓、脾和淋巴结等中出现大量克隆性 B 淋巴细胞为特征，这些细胞形态上类似成熟淋巴细胞，但免疫学表型和功能异常。患者外周血淋巴细胞持续性增多，B 淋巴细胞绝对值 $≥5×10^9/L$（至少持续 3 个月），中性粒细胞比值降低；骨髓中淋巴细胞 ≥ 40%，以成熟淋巴细胞为主，红系、粒系及巨核系细胞增生受抑。本病患者中 60% 有低 γ 球蛋白血症，20% 抗人球蛋白试验阳性。

16 缺铁性贫血如何与骨髓基质和基质细胞受损所致贫血相鉴别？

骨髓基质和基质细胞受损所致贫血包括骨髓坏死、骨髓纤维化、骨髓硬化症、各种髓外肿瘤的骨髓转移以及各种感染或非感染性骨髓炎等，因损伤骨髓基质和基质细胞，造血微环境发生异常而影响血细胞生成。不同病因可有不同的特点，如骨髓坏死有骨痛、全血细胞减少，外周血出现幼粒、幼红细胞；骨髓硬化症有外周血中出现幼粒、幼红细胞，白细胞计数增加，影像学检查有骨质硬化征象；骨髓转移瘤的骨髓检查多表现为增生减低，有时可找到转移瘤细胞等。

17 缺铁性贫血如何与造血调节因子水平异常所致贫血相鉴别？

造血调节因子水平异常所致贫血可由肾功能不全、肝病、垂体或甲状腺功能减退等产生促红细胞生成素不足，亦可由肿瘤性疾病或某些病毒感染会诱导机体产生较多的造血负调控因子如 TNF、IFN、炎症因子等，从而导致贫血。通过免疫学、生物学、分子生物学方法及质谱法等检测，可发现造血调节因子水平异常。

18 缺铁性贫血如何与淋巴细胞功能亢进相鉴别？

淋巴细胞功能亢进为自身免疫病所致贫血。T 细胞功能亢进可通过细胞毒性 T 细胞直接杀伤（穿孔素），和（或）细胞因子介导造血细胞凋亡而使造血功能衰竭；B 细胞功能亢进可产生抗骨髓细胞自身抗体，进而破坏或抑制造血细胞导致造血功能衰竭。患者可有脾大、全血细胞减少，继而出现贫血、感染、出血等临床表现。其中自身免疫性溶血性贫血可有抗人球蛋白试验阳性。

19 缺铁性贫血如何与造血细胞凋亡亢进相鉴别？

某些贫血的发病机制中就包括造血细胞凋亡亢进，如阵发性睡眠性血红蛋白尿症和再生障碍性贫血。有学者提出阵发性睡眠性血红蛋白尿症有双重发病机制，其中之一为细胞介导的正常造血细胞凋亡。再生障碍性贫血的髓系造血功能衰竭主要是凋亡所致。

20 缺铁性贫血如何与巨幼细胞贫血相鉴别？

巨幼细胞贫血为叶酸或维生素 B_{12} 缺乏或某些影响核苷酸代谢的药物导致细胞核脱氧核糖核酸合成障碍所致的贫血。本病呈大红细胞性贫血，MCV、MCH 均增高，MCHC 正常，中性粒细胞核分叶过多；骨髓呈典型的巨幼样改变，无其他病态造血表现，骨髓铁染色常增多；血清叶酸和（或）维生素 B_{12} 水平降低。除此之外，本病有时可见胃酸降低、内因子抗体及 Schilling 试验阳性（恶性贫血），尿高半胱氨酸 24 小时排泄量增加（维生素 B_{12} 缺乏），血清间接胆红素可稍增高。

21 缺铁性贫血如何与遗传性红细胞膜异常相鉴别？

遗传性红细胞膜异常包括遗传性球形红细胞增多症、遗传性椭圆形红细胞增多症、遗传性口形红细胞增多症等疾病。此类疾病会导致溶血性贫血，临床特点为自幼发生的贫血、间歇性黄疸和脾大。可以通过以下方法鉴别：①自身溶血试验及其纠正试验，膜缺陷患者溶血度增加，加纠正物可纠正，缺铁性贫血溶血度不变；②显微镜下红细胞形态检查，红细胞膜异常表现为各类红细胞形态异常，如出现球形细胞、椭圆形细胞、口形细胞等，缺铁性贫血红细胞形态正常。

22 缺铁性贫血如何与获得性血细胞膜糖磷脂醇肌醇锚链膜蛋白异常相鉴别？

获得性血细胞膜糖磷脂醇肌醇锚链膜蛋白异常即阵发性睡眠性血红蛋白尿症（PNH），是一种后天获得性的造血干细胞基因突变所致的红细胞膜缺陷性溶血病，是一种良性克隆性疾病。临床表现以血管内溶血性贫血为主，可伴有血栓形成和骨髓衰竭。典型患者有特征性间歇发作的睡眠后血红蛋白尿。PNH 血象粒细胞通常减少，血小板多为中至重度减少，约 50% 患者全血细胞减少；流式细胞术检测粒细胞、单核细胞、红细胞膜上的 CD55 和 CD59 表达下降；酸溶血试验（Ham 试验）阳性。

23 缺铁性贫血如何与红细胞葡萄糖 -6- 磷酸脱氢酶（G-6-PD）缺乏症相鉴别？

红细胞葡萄糖 -6- 磷酸脱氢酶（G-6-PD）缺乏症是指参与红细胞磷酸戊糖旁路代谢的 G-6-PD 活性降低和（或）酶性质改变导致的以溶血为主要表现的一种遗传性疾病，是已发现的 20 余种遗传性红细胞酶病中最常见的一种。本病根据诱发溶血的原因分为 5 种临床类型，常见临床表现为服药后 2～3 天急性血管内溶血发作，或食用新鲜蚕豆或其制品后 2 小时至几天突然发生急性血管内溶血，常为自限性。红细胞 G-6-PD 活性测定可以确诊本病。

24 缺铁性贫血如何与珠蛋白肽链结构异常相鉴别？

珠蛋白肽链结构异常即异常血红蛋白病，是一组遗传性珠蛋白肽链结构异常的血红蛋白病，以溶血、发绀、血管阻塞为主要临床表现，绝大多数为常染色体显性遗传病。以下为其中几种疾病的鉴别。①镰状细胞贫血：本病红细胞镰变试验时可见大量镰状细胞、血红蛋白电泳发现血红蛋白 S（HbS）将有助于诊断。②不稳定血红蛋白病：本病异丙醇试验及热变性试验阳性。③血红蛋白病：本病实验室检查可见高铁血红蛋白增高，但一般不超过 30%，有异常血红蛋白吸收光谱。

25 缺铁性贫血如何与温抗体型 AIHA 相鉴别？

温抗体型 AIHA 占自身免疫性溶血性贫血（AIHA）的 80%～90%，抗体主要为 IgG，其次为 C3，少数为 IgA 和 IgM，37℃最活跃，为不完全抗体，吸附于红细胞表面。致敏的红细胞主要在单核巨噬细胞系统内破坏，发生血管外溶血。贫血多呈正细胞正色素性，外周血涂片可见数量不等的球形红细胞及幼红细胞。直接抗人球蛋白试验阳性具有诊断意义。

26 缺铁性贫血如何与冷抗体型 AIHA 相鉴别？

冷抗体型 AIHA 相对少见，占 AIHA 的 10%~20%，主要包括冷凝集素综合征和阵发性冷性血红蛋白尿两类。前者常继发于淋巴细胞增生性疾病、支原体肺炎、传染性单核细胞增多症，部分老年人有一过性生理性冷凝集素试验阳性，临床表现为末梢部位发绀，受热后消失，伴贫血、血红蛋白尿等，冷凝集素试验阳性；后者多继发于梅毒或病毒感染，临床表现为遇冷后出现血红蛋白尿，伴发热、腰背痛、恶心、呕吐等；发作多呈自限性，冷热溶血试验（D-L 试验）阳性可以诊断。

27 缺铁性贫血如何与血型不相容性输血反应相鉴别？

血型不相容性输血反应是指不同血型输入所导致的疾病，患者在输血过程中、输血之后出现的溶血反应，比如少剂量的血液输入会导致恶心、呕吐、苍白、面部潮红、焦躁不安、腹部剧痛、皮肤湿冷、脉搏细速等症状，严重者还会出现急性肾衰竭、弥散性血管内凝血等症状。可发现供、受血者血型不合（ABO 血型或其亚型不合、Rh 血型不合）。

28 缺铁性贫血如何与新生儿 HA 相鉴别？

新生儿溶血性贫血（HA）可由红细胞膜异常、红细胞酶缺少、血型不合、遗传、感染等因素引发。其中 Rh 血型不合较为多见，发生在 Rh 阴性母亲怀有 Rh 阳性胎儿时。有一些 Rh 阳性胎儿的红细胞通过胎盘进入母体，诱导母亲发生同种免疫反应并产生特异性抗 Rh 抗体，部分抗体通过胎盘进入胎儿体内引起溶血。如果新生儿为 Rh 阳性并且直接抗人球蛋白试验试验阳性,脐血血细胞比容 5 mg/dL(86 μmol/L),提示明显溶血。

29 缺铁性贫血如何与血栓性血小板减少性紫癜相鉴别?

血栓性血小板减少性紫癜是一种较少见的以微血管病性溶血、血小板减少性紫癜、神经系统异常、伴有不同程度的肾脏损害及发热典型五联征为主要临床表现的严重弥散性微血管血栓——出血综合征。本病 50% 以上患者血小板计数在 20×10^9/L 以下;本病出血时间延长,vWF 多聚体分析可见 UL-vWF。

30 缺铁性贫血如何与溶血尿毒症综合征相鉴别?

溶血尿毒症综合征是以溶血性贫血、血小板减少及急性肾衰竭为特征的一种综合征。临床表现为腹泻、腹痛、呕吐及食欲减退数日;可有急性肾衰竭征象,表现为少尿、无尿,有广泛出血倾向。本病可有乳酸脱氢酶升高;血尿素氮、血肌酐升高;血小板减少,凝血时间延长,血纤维蛋白降解产物增多;肾活检可见肾脏微血管栓塞。

31 缺铁性贫血如何与弥散性血管内凝血相鉴别?

弥散性血管内凝血是在许多疾病基础上,致病因素损伤微血管体系,导致凝血活化,全身微血管血栓形成,凝血因子大量消耗并继发纤溶亢进,引起以出血及微循环衰竭为特征的临床综合征。临床表现为自发性、多发性出血,休克或微循环衰竭,多发性微血管栓塞的症状、体征,如皮肤、皮下、黏膜栓塞性坏死及早期出现的肺、肾、脑等脏器衰竭;实验室检查有血小板 $< 100 \times 10^9$/L 或进行性下降,血浆纤维蛋白原含量 < 1.5 g/L 或进行性下降,3P 试验阳性或血浆纤维蛋白

降解产物 > 20 mg/L，凝血酶原时间缩短或延长 3 秒以上，部分激活的凝血活酶时间缩短或延长 10 秒以上。

32 缺铁性贫血如何与行军性血红蛋白尿相鉴别？

行军性血红蛋白尿是由于手掌、脚掌或身体其他部位与坚硬物体反复剧烈撞击，造成红细胞机械性损伤，从而导致一过性血管内溶血和血红蛋白尿的一种病症。临床表现为体力活动后，突然解出暗红色尿。实验室检查可有游离血红蛋白升高，结合珠蛋白降低；总胆红素轻度升高，血清乳酸脱氢酶升高；尿隐血阳性，尿中可出现含铁血黄素颗粒。

33 缺铁性贫血如何与失血性贫血相鉴别？

急性失血后贫血是快速大量出血引起的贫血；慢性失血后贫血是由于长期中度出血所致的小细胞性贫血。在急性出血期间，由于血管收缩，红细胞计数、血红蛋白和血细胞比容反见增高；出血后几天，可出现网织红细胞增多，血涂片上可能出现中幼粒细胞增多和轻度大红细胞增多；如果出血量大而急骤，偶尔可出现幼红细胞和未成熟的白细胞。慢性失血后贫血最常见的是由于长期代偿性红细胞生成致机体铁储存耗竭，即慢性失血性贫血往往合并缺铁性贫血。

34 如何通过血常规中红细胞参数来鉴别缺铁性贫血和地中海贫血？

血常规通常都包含血红蛋白（Hb）、红细胞体积分布宽度（RDW）、平均红细胞体积（MCV）及平均红细胞血红蛋白量（MCH）这些项目的检查。地中海贫血患者 Hb 水平呈高表达及 RDW、MCV 水平呈低表达，为进一步明确诊断，建议做基因筛查。缺铁性贫血往往 Hb 水平

呈低表现及 RDW 呈高表现。可以通过以下三个公式鉴别：① HB/MCV > 1.5 时考虑地中海贫血；② $MCV^2 \times RDW/100\ Hb < 65$ 时考虑地中海贫血；③ MCV/RBC<13 时考虑地中海贫血。

（王厚才　刘添悦）

第九节　缺铁性贫血的治疗

1 哪些患者才需要接受补铁治疗？

所有缺铁性贫血（IDA）患者和绝大部分铁缺乏症（ID）但无贫血的患者，无论有无相应症状，均应立即接受治疗。有症状的 ID 患者，即使未出现贫血，也建议开始补铁治疗，特别是患有基础疾病或可能导致不良结局的关键时期（如心力衰竭、肿瘤、妊娠、术前等）更应积极干预，同时尽可能消除病因。对于无症状的 ID 患者，也应给予干预措施以预防铁储备进一步下降。

2 补铁治疗达到的目标是什么？

铁缺乏症/缺铁性贫血（ID/IDA）的治疗目标是补充铁储备，使血红蛋白（Hb）和血清铁蛋白（SF）恢复到正常水平。各指南和共识对特殊人群治疗目标提出了建议：中国专家共识建议孕妇铁剂补充量的计算应以妊娠前体重为准，目标 Hb 达 110 g/L 即可；炎症性肠病患者补铁治疗后 4 周内 Hb 至少增加 20 g/L 是可接受的反应速度，可继续给药直至 ID/IDA 恢复；心力衰竭合并 ID 患者的铁需求量中位水平为 1 000 mg，可作为补铁的大致目标。

3 缺铁有哪些治疗选择?

铁缺乏症/缺铁性贫血（ID/IDA）的治疗包括口服铁剂、静脉铁剂、输血治疗、病因治疗及中医治疗，此外还可以通过药膳食补、饮食防治等方式预防缺铁的发生。

4 哪些人适合接受口服铁剂?

口服补铁是治疗缺铁性贫血的首选方法，原则上铁缺乏症/缺铁性贫血（ID/IDA）患者都可以尝试应用，但不适用于活动性炎症性肠病、不耐受者及正在服用促红细胞生成素者等。

5 口服铁剂有哪些?

缺铁性贫血患者通常需要补铁治疗，对于非重度贫血患者，一般首选口服补铁剂。常用的口服铁剂主要包括琥珀酸亚铁缓释片（速力菲）、右旋糖酐铁、葡萄糖酸亚铁、山梨醇铁、富马酸亚铁和多糖铁复合物等。

6 服用口服铁剂注意事项有哪些?

（1）铁剂最佳服用时间：铁剂最好在饭后 30 分钟服用。因为铁的吸收部位主要在小肠，当胃内有食物时可以减慢胃肠蠕动，延长铁剂在小肠段的停留时间，而且此时胃酸分泌旺盛也有利于铁的吸收。

（2）口服铁剂时忌喝浓茶、牛奶：茶叶中含有大量鞣酸，容易与 Fe^{2+} 结合，形成不溶性物质，阻碍铁的吸收。同时喝过量牛奶也会影响铁的吸收，因为牛奶中富含的钙、磷能与铁结合，形成不溶性物质。

（3）推荐同时服用维生素 C：人体可吸收的铁通常是亚铁离子（Fe^{2+}）形式的，但食物、药物中较多为铁离子（Fe^{3+}）形式，很难被人体吸收。维生素C是一种还原剂,能将难吸收的铁离子还原为容易吸收的亚铁离子,而且能防止亚铁离子氧化,有效地促进铁的吸收,提高治疗效果。

(4)口服铁剂的常见不良反应:口服铁剂最常见的不良反应是胃肠道反应,铁剂容易刺激胃肠道,引起恶心、呕吐、胃酸、胃痛、腹泻等。此外铁剂会减少肠蠕动,引起便秘、黑便。服用液体铁剂的患者口腔中会有金属味,牙齿染色,由于铁剂对牙釉质有损害,建议患者用吸管服用。

(5)什么时候停药:对慢性失血(如月经过多、痔和消化道出血等)、营养不良、妊娠、儿童生长发育所引起的贫血,服用铁剂后,一般症状及食欲会快速改善,血红蛋白4~8周可接近正常。但此时不应立即停药,因为体内铁贮存量仍缺乏,应在血红蛋白正常后继续服用一半剂量的铁剂,持续2~3个月。否则,贫血现象还会卷土重来,治疗又得从头开始。

7 新型口服铁剂疗效如何?

为克服胃肠反应及增加生物利用度,目前已有新型铁剂(如麦芽酚铁剂、纳米铁剂)进入临床试验,期待早日上市。研究表明,患者对小剂量口服铁剂的耐受性更好(每天开始逐渐增加剂量)。小剂量口服铁剂可使铁吸收量最大化,疗效却并未下降,胃肠道反应减少,从而提高耐受性和依从性。合用维生素C也有助于口服铁剂的吸收。相关指南建议每月检查血常规和铁含量,一旦血红蛋白正常,继续口服铁3个月以补足铁储备。

8 静脉铁剂相比口服铁剂有哪些优缺点?

相较于口服铁剂,静脉铁剂能快速补充铁,治疗时间短,不良反应少,无胃肠道负担,患者依从性更好。但静脉补铁需要在医院内治疗,同时静脉铁剂可能带来过敏反应,也使临床医师对补铁方式采取十分谨慎的态度。此外在医保的报销指征中,静脉铁剂的报销范围是不能经口服补铁的缺铁性贫血患者。以上多种因素导致静脉补铁方式受到限制。

9 静脉铁剂发展很快,可以简单介绍下它的发展吗?

(1) 1932 年上市第一代注射铁剂,因释放大量游离铁引起重度毒性反应,现已停用。

(2) 1991 年第二代铁剂低分子右旋糖酐铁上市,免疫原性较之前产品降低,通过复杂碳水化合物包裹铁,更紧密结合铁,发生不良事件风险明显低于第一代铁剂。蔗糖铁是目前常用的第二代静脉铁剂,由碳水化合物外壳包裹氢氧化铁核心形成的球形微粒,分子稳定性较差,铁结合不够紧密导致不稳定铁释放较多。

(3) 2007 年开启第三代注射铁剂时代。第三代静脉铁剂包括异麦芽糖酐铁和羧基麦芽糖铁等,改进了碳水化合物及其复合物与铁结合的结构,稳定性更高,在巨噬细胞摄取前不会将大量不稳定的非转铁蛋白结合铁/游离铁释放到血液中,减轻由于非转铁蛋白结合铁/游离铁导致的不良反应,进而可在短时间内给予更高剂量。

10 哪些患者更适合接受静脉补铁?

(1) 口服铁剂不耐受,如老年人、妊娠中晚期伴胃肠道症状、炎症性肠病等胃肠道疾病者。

(2) 口服铁剂疗效差,口服治疗 4 周后血红蛋白提升 < 10 g/L 者,如持续性失血超过了口服铁剂补充能力、解剖或生理情况影响口服铁剂吸收、合并炎症或慢性疾病导致功能性缺铁、接受红细胞生成刺激剂治疗者。

贫血 600 问

（3）临床需快速补铁，如中重度贫血、妊娠中晚期需快速纠正铁缺乏症/缺铁性贫血（ID/IDA）、手术预期失血量＞500 mL 或＜6 周需行手术的 ID 患者。

（4）患者的意愿及生活质量需求，不愿意忍受胃肠道反应，不接受耗时数月的治疗或不愿频繁就诊，更愿意通过 1～2 次就诊就补足贮存铁者。

11 静脉补铁的安全性高吗？

静脉补铁的安全性一直备受临床关注。静脉铁剂可能引起过敏反应，包括可能危及生命的全身性过敏反应，但实际上这些严重过敏反应极其罕见，其发生率被大大高估。研究调查结果显示，相比口服铁剂，静脉铁剂未导致严重不良事件风险增加，在超过 10 000 例接受静脉铁剂治疗的患者中，既无死亡也无全身性过敏反应发生。

12 静脉铁剂还会引起其他不良反应吗？

除严重过敏反应外，大多数静脉铁剂引起的直接反应是 Fishbane 反应。Fishbane 反应为一种轻度急性不良反应，静脉铁剂治疗者中发生率约 1%，临床特征为短暂面部潮红、肌痛［急性胸部和（或）背部疼痛］伴关节痛，胸闷有时伴呼吸困难。该反应为自限性，在停止静脉铁剂输注后数分钟内消退，如缓慢重新输注，通常不会再次出现。

13 如何加强对静脉铁剂输液反应的管理？

对静脉铁剂输液反应的管理，关键在于减轻患者和医护人员的顾虑、减缓输注速度、识别是 Fishbane 反应症状还是过敏反应症状，并给予适当治疗，以消除紧张甚至误判为严重过敏反应而导致过度治疗。

14 什么时候可以采用输血治疗来补铁?

红细胞输注适用于急性或贫血症状严重影响到生理功能的缺铁性贫血患者,国内输血指征是 Hb < 60 g/L,老年人和心脏功能差者可适当放宽至 ≤ 80 g/L。输血是临床常用但也是过度使用的医疗行为之一,应限制不必要的输血,减少不良反应,有效降低医疗成本。

15 如何根据缺铁性贫血的发病病因进行治疗?

积极寻找缺铁性贫血的病因,如青少年、育龄期女性、妊娠期和哺乳期女性等摄入不足引起的缺铁性贫血,应改善饮食,补充含铁丰富且易吸收的食物,如瘦肉、动物肝脏等;育龄期女性还可以预防性补充铁剂,每日或隔日补充元素铁;月经过多引起的缺铁性贫血应该寻找导致月经量过多的原因;寄生虫感染患者应进行驱虫治疗;恶性肿瘤患者应进行手术或放、化疗;消化性溃疡患者应进行抑酸护胃治疗等。

16 缺铁性贫血能否进行中医治疗?

缺铁性贫血患者由于临床表现常见面色萎黄、乏力、皮肤色黄枯槁不泽,常兼神疲倦怠、语言低微、脉形无力等症状,多属脾胃虚弱、气血不足的虚证,属于中医学"萎黄""血虚""虚劳"等范畴,可根据临床不同的兼证及舌脉,选择合适的中医药物进行治疗。

17 缺铁性贫血患者有哪些中医证型?如何进行治疗?

根据临床不同的兼证及舌脉,可分为以下4类证型。

(1)兼有恶心呕吐,脘腹胀满,纳呆食少,大便溏薄。舌质淡、苔薄腻,脉细属于脾胃虚弱证可用香砂六君子汤合当归补血汤加减,健脾和胃,益气生血。

（2）兼有头昏眼花，心悸不宁，或肝脾大，倦怠乏力，头晕，失眠，毛发干脱，爪甲裂脆，舌淡红、苔薄白，脉细，属于心脾两虚证，可用归脾汤加减，养心健脾，益气生血。

（3）兼有形寒肢冷，唇甲淡白，周身浮肿，甚则可有腹水，心悸气短，耳鸣，眩晕，神疲肢软，大便溏薄或有五更泻，小便清长，男子阳痿，女子经闭。舌质淡或有齿痕、苔薄少，脉沉细，属于脾肾阳虚证，可用实脾饮合四神丸加减，温补脾肾，益气生血。

（4）兼有潮热盗汗，头晕目眩，耳鸣、耳聋，肌肤甲错。舌暗红、苔薄少，脉细数，属于肝肾阴虚证，左归丸加减，滋补肝肾，益气养血。

18 关于缺铁性贫血，还有其他中医治疗方法吗？

还可以通过针灸取穴如足三里、三阴交、上脘、中脘、阳陵泉、阴陵泉等，平补平泻，留针30分钟；或用当归20 g，黄芪20 g，地黄15 g，炒白芍15 g，党参15 g，调入生理盐水，拌成泥膏状，取气海、关元、足三里，敷于穴位上，每3日换一次，连续5～10次。

19 关于缺铁性贫血，有哪些食疗方法？

可以根据患者的不同体质，进行药膳食疗。

（1）山药牛肉粳米粥：山药40 g，牛肉60 g，粳米50 g。先将小米清洗后上锅用小火炒成略黄，然后加入水、山药和瘦肉，用大火烧开后转小火熬成粥食用。适用于消化不良伴有厌食的脾虚型缺铁性贫血患者。

（2）山药大枣阿胶粥：阿胶15 g，山药40 g，大枣30 g，粳米50 g。将阿胶捣碎，大枣去核，加山药、粳米及水煮粥，粥熟时入阿胶稍煮，搅令烊化即成，适用于多梦头晕、心神不宁的心脾两虚型缺铁性贫血患者。

（3）鸡蛋猪腰子粥：鸡蛋1个，猪腰1只，糯米60 g。猪腰去筋膜切片，鸡蛋打碎加入调料拌匀，糯米煮粥，将成时加入鸡蛋、猪腰稍煮即可，适用于脾肾阳虚型缺铁性贫血患者。

（4）补血瘦肉汤：生晒参9 g，当归10 g，生地黄、熟地黄各15 g，红枣20枚，瘦猪肉60 g。瘦肉放入沸水内，去浮沫，加入生晒参、当归、红枣、生地黄、熟地黄、料酒、八角、茴香，用小火煮1~2小时，食盐、味精调味即可。适用于肝肾阴虚型缺铁性贫血患者。

20 针对一般人群缺铁性贫血的饮食防治建议有哪些？

食物中的铁有血红素铁和非血红素铁，其中血红素铁主要存在于肉类、禽类与鱼类等动物性食物中，吸收率要比非血红素铁高3倍，可以多食用如肝肾等动物内脏、瘦肉（尤其牛肉、猪肉等）、动物血制品、鱼肉、蛋奶、坚果、干果（葡萄干、杏干、干枣）、香菇、豆制品、木耳等，烹调宜用铁锅等。柑橘、绿叶蔬菜等富含维生素C的食物可以促进非血红素铁的吸收。

21 一般人群缺铁性贫血的膳食执行策略有哪些？

（1）通过食物多样性和平衡膳食，达到《中国居民膳食营养素参考摄入量》中建议的各种营养素的摄入量。

（2）如确定为缺铁性贫血，应增加摄入富含铁、维生素C等微量营养素的食物。减少植酸、多酚含量较高食物的摄入。同时应增加富含叶酸、维生素A、维生素B_6、维生素B_{12}等的食物。

（3）如有条件，可寻求营养师的配餐指导以实现合理膳食。

（4）鼓励使用营养强化食品、营养补充食品、营养配方食品和膳食营养素补充剂。

22 婴幼儿缺铁性贫血的饮食防治建议

早产/低出生体重儿，反复感染、肠道出血及 6~23 个月婴幼儿是缺铁性贫血的高发人群。大量研究证据表明，IDA 或 ID 影响儿童体格生长、脑发育和免疫功能等。因此，预防早产/低出生体重、预防和治疗各种疾病，以及适宜的辅食添加对预防婴幼儿缺铁性贫血尤为重要。

23 婴幼儿缺铁性贫血的膳食执行策略有哪些？

（1）对于早产、低出生体重儿，建议从出生 1 个月后补充元素铁 2 mg/(kg·d)，并根据贫血筛查情况，补充到 12 个月或 23 个月。

（2）0~6 个月婴儿纯母乳喂养，如无母乳或母乳不足，应使用含铁的婴儿配方食品喂养。

（3）满 6 个月起添加辅食。顺应喂养，从富铁泥糊状食物开始，每次只添加一种新食物，由少到多、由稀到稠、由细到粗，循序渐进。

（4）6~8 个月母乳喂养婴儿最低辅食喂养频次为每日 2 次，9~23 个月母乳喂养婴儿为每日 3 次，6~23 个月非母乳喂养婴儿奶类和辅食的最低喂养频次为每日 4 次，以保证充足的能量及营养素的摄入。

（5）每日添加的辅食应包括 7 类基本食物中至少 4 类，其中必须有谷类和薯类、动物性食品、蔬菜和水果。

（6）根据铁营养及贫血状况，可使用膳食营养素补充剂。

24 孕妇的饮食防治建议有哪些？

随着妊娠的进展，孕妇血容量和红细胞数量逐渐增加，胎儿、胎盘组织的生长均额外需要铁。整个孕期额外需要增加 600~800 mg 铁，因而孕中、晚期妇女应适当增加铁的摄入。孕期膳食摄入不足容易导致孕妇及婴儿发生 ID/IDA。孕期缺铁性贫血对母体和胎儿的健康均会产生许多不良影响,包括流产、早产/出生低体重等。《中国妇幼人群膳食指南》推荐,在孕中期和孕晚期,膳食铁的推荐摄入量在孕前 20 mg/d 的基础上分别增加 4 mg/d、9 mg/d,达到 24 mg/d、29 mg/d。

25 孕妇的膳食执行策略有哪些?

(1)每日摄入绿叶蔬菜,整个孕期应口服叶酸补充剂 400 μg/d。

(2)孕中、晚期应每日增加 20~50 g 红肉,每周吃 1~2 次动物内脏或血制品,乳母应增加富含优质蛋白质和维生素 A 的动物性食物,建议每周吃 1~2 次动物肝脏。

(3)不宜饮浓茶、咖啡。

(4)根据铁营养及贫血状况,可使用营养强化的食物和膳食营养素补充剂。孕妇个体应使用营养素补充剂,每日补充 5~60 mg 元素铁,持续整个孕期。也可每周一次补充,补充 120 mg 元素铁、2 800 μg 叶酸,持续整个孕期。

(5)根据铁营养及贫血状况,可使用营养补充食品,如孕妇、乳母营养补充食品。

26 老年人的饮食防治建议有哪些?

老年人群是贫血高发人群。老年人器官功能出现不同程度衰退及慢性病、共病和多重用药的影响,加上生活或活动能力降低,容易出现早饱和食物摄入不足,从而发生营养不良、贫血等问题。同时,老年人群通常伴随有慢性病,补充铁剂需综合考虑其他因素。老年人由于味觉、咀嚼、吞咽及消化等功能衰退,造成食物摄入量及摄入种类减少,需要保障其食物多样性和摄入量,保证能量、蛋白质、铁、维生素 B_{12}、叶酸和维生素 C 的摄入。

27 老年人的饮食执行策略有哪些?

（1）摄入充足的食物，保证大豆制品和乳制品的摄入。

（2）适量增加瘦肉、禽肉、鱼肉、动物肝脏、动物血制品的摄入。

（3）增加蔬菜和水果的摄入。

（4）饭前、饭后1小时内不宜饮浓茶、咖啡。

（5）鼓励膳食摄入不足或者存在营养不良的老年人使用含铁、叶酸、维生素 B_{12} 的营养素补充剂和强化食物。

28 铁锅做饭能补铁吗?

不能。无机铁难以直接吸收。铁锅炒菜过程渗入食物中的铁主要是少量的无机铁，无机铁难以被人体摄取和利用，等于吃进去铁，排出来的还是铁。更何况，现在的铁锅表面可能有覆盖镀层，并非单纯的铁，所以"铁锅炒菜"补铁并不可靠。

29 多吃菠菜能补铁吗?

不能。相比于多数食物，菠菜中的铁含量并不低，每 100 g 菠菜中含铁 2.9 mg，与瘦猪肉的含铁量（3.0 mg/100 g）相当，但身体对菠菜中铁的吸收率极低。除菠菜外，含铁较高的蔬菜还有苦菜（9.4 mg/100 g）、黄花菜（8.1 mg/100 g）、苋菜（5.4 mg/100 g）、荠菜（5.4 mg/100 g）。虽然这些蔬菜含铁量较高，但它们所含的铁是植物性铁（非血色素性铁），蔬菜中含有的草酸、植酸等会影响机体对非血色素性铁的吸收。因此，想依靠吃菠菜或其他蔬菜来补铁，效果并不理想。

30 吃红枣能补铁?

不能。红枣的含铁量并不高，干枣中的铁含量仅为 2.3 mg/100 g，不但补铁效果有限,糖分还比较多。

31 吃蛋黄能补铁吗?

不能。身体对蛋黄中铁的吸收率不高。蛋黄中含有一种称为卵黄高磷蛋白的物质,会抑制铁的吸收,故铁吸收率只有3%,因此,在补铁效果方面,蛋黄远不如动物肝脏、红肉等食物好。

32 喝红糖水可以补铁吗?

不可以。红糖中96.6%都是糖,铁含量几乎可以忽略不计。要想通过喝红糖水来补铁,不仅达不到补铁的效果,糖分摄入反而会严重超标。

33 可以一次性大量补铁来预防缺铁性贫血吗?

不可以。一次性大量补铁,不但无法预防缺铁性贫血,还有发生铁质沉着症或铁中毒的危险。只有适量多次补充,才能预防缺铁。

34 补铁就等于补血吗?

不等于。补铁不等于补血。贫血有多种原因,只有在缺铁性贫血时,才能通过补铁来纠正,其他类型的贫血靠补铁是不能纠正的。比如因为缺乏叶酸和维生素B_{12}所引起的巨幼细胞性贫血,补铁就没有效果;地中海贫血的主要原因是遗传性因素造成的血红蛋白破坏,这种情况下补铁反而会造成地中海贫血孕妇体内铁剂过度堆积,引起铁中毒。故贫血一定要查明原因,而不是盲目补铁。

35 口服铁剂可以随餐服用吗?

不能。补铁时铁剂一定不要随餐食用,膳食中的植酸、鞣酸、草酸等与铁形成不溶性盐会阻碍铁的吸收,茶叶和咖啡中的多酚、牛奶中的矿物质钙、磷等都会影响铁的吸收。建议补铁在饭后半小时至1小时食用,或者两餐之间。

36 食补好过药补吗?

不会。含铁的食物确实不少,药食同源的传统观念让很多人觉得直接从食物中来补充铁更好,这对于健康人来说没问题,但对于已经出现缺铁甚至有贫血的人,或者像孕妇、婴幼儿等特殊人群,食补可能无济于事。

37 服用阿胶对治疗缺铁性贫血有帮助吗?

没有。阿胶是驴皮去毛煮的胶块。从西医的角度来看,主要成分是胶原蛋白、少量氨基酸,铁含量极低。阿胶中含的胶原蛋白是一种不完全的蛋白质,分解后无法合成蛋白质。阿胶中含铁量很低,所以西医认为阿胶没有补铁补血的作用;中医说"血"由"气"而成,认为有补气作用的中药成分都有补血作用。因此,中西医所说的补血不是一个概念。虽然中医认为阿胶有补血作用,但对于缺铁性贫血的儿童,最需要补铁,阿胶铁含量很低,不是纠正缺铁性贫血的良好来源。

38 贫血纠正后能否立即停服铁剂?

不能。贫血纠正后不能立即停服铁剂。不少准妈妈服用铁剂,在得知贫血好转后,立即停止服用铁剂,这是错误的做法,贫血的治疗是个"长期革命",待血红蛋白恢复正常后,还应继续口服铁剂 3~6

个月或至产后 3 个月以增加人体内的贮存铁。血清铁蛋白是人体贮存铁的小仓库，它就好比是我们去银行存款，当我们发工资时要存一部分钱到银行，以备不时之需。当出现缺铁性贫血时就像我们在银行的存款用完了，需要再补充一样，补铁就相当于补充银行存款。

39 补铁只吃动物性食物就好了吗？

不能。补铁最有效的食物莫过于动物肝脏、动物血制品、红肉等，那么就不用注重蔬菜和水果的摄入了吗？其实，补铁不能只盯着固定几种补铁食物，应该食物多样，营养均衡。蔬菜和水果中富含维生素C、柠檬酸及苹果酸等，这类有机酸可与铁形成络合物，有利于铁的吸收，大大增加了铁的利用度。所以只要避免过多食用含草酸和植酸较多的蔬菜和水果或采取科学的烹饪方法就可以了。

40 钙铁锌能同时补吗？

不能。很多商家提出了"钙铁锌同补"的观点，以其服用方便，以及元素在机体内协同作用以促进机体健康等噱头，吸引大众的注意力。尽管没有临床试验明确这种混合制剂在肠道内的吸收情况，一般食物中所含的低剂量钙铁锌元素，在肠道内容易被吸收；但是如果是大剂量补充则效果完全相反。多项研究证实，过量的钙会竞争性抑制铁和锌的吸收。有研究发现，脱钙的豆奶粉与普通的豆奶粉相比，钙、铁、锌的吸收率均增高。因此，钙铁锌同补会导致肠道吸收利用率下降，且无法评估微量元素在机体内的真实吸收情况，会耽误后续补充。并且，大剂量微量元素的补充，会对胃肠道产生比较强烈的刺激，造成胃肠道不良反应。因此，不建议钙铁锌同补。

41 静脉补铁有无最新进展？

对于口服铁剂无效或无法口服补铁或临床上需要快速补铁的缺铁患者，可考虑使用静脉铁剂。使用传统静脉铁制时需要注意输液反应，静脉输注后1小时必须监测患者有无过敏反应。目前新一代静脉铁剂——异麦芽糖酐铁逐渐开始应用于临床。它的特性是碳水化合物外壳具有高稳定性，可防止有毒游离铁不受控制地释放，能够通过1~2次静脉输注达到足够剂量。而且它的低免疫活性可以实现单次输注快速给药。此外，稳定的多核铁芯具有低氧化还原电位，可以最大限度地降低氧化应激反应风险。新一代铁剂异麦芽糖酐铁为广大贫血患者的治疗带来了福音。

42 有没有缺铁但不需要补铁的情况？

有。真性红细胞增多症患者，反复静脉放血治疗可出现铁缺乏的相关症状和体征，但一般不需要补铁治疗，避免触发红系细胞增生。

（闫安　姚庆春）

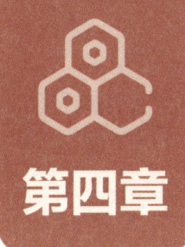

第四章

巨幼细胞贫血

第一节 巨幼细胞贫血概述

1 什么是巨幼细胞贫血？

巨幼细胞贫血是由于脱氧核糖核酸（DNA）的合成发生障碍而引起的一种贫血，顾名思义，患者的血液中细胞呈现"巨幼细胞"形态改变，即细胞体积增大，细胞核幼稚，不如细胞质成熟。

2 巨幼细胞贫血的病因是什么？

巨幼细胞贫血的病因主要是维生素 B_{12} 和（或）叶酸缺乏，少部分可因遗传因素或服用特定药物导致 DNA 合成障碍而出现巨幼细胞贫血。

其中，维生素 B_{12} 和（或）叶酸缺乏最常见的原因是摄入不足和吸收障碍（如胃肠道疾病、存在内因子抗体等），也可能由于需求量增加（如处于妊娠期、哺乳期的妇女，生长发育中的儿童、青少年等），利用和代谢障碍（如服用化疗药物、肝脏疾病等）。

3 维生素 B_{12} 的食物来源是什么？

人体不能自主合成维生素 B_{12}，体内的维生素 B_{12} 主要来源于动物肝脏、肾脏、肉类（如牛肉、猪肉、鸡肉等）、鱼类、蛋类及乳制品，每天需要维生素 B_{12} 约 1 μg。食物中的维生素 B_{12} 必须在内因子（一种胃的壁细胞分泌的蛋白）的帮助下，才能在回肠末端被吸收，所以食物中维生素 B_{12} 含量不足，或者行胃切除、恶性贫血时体内内因子缺乏都可引起巨幼细胞贫血。

4 叶酸的食物来源是什么？

叶酸又称维生素 B_9，同样不能由人体自主合成，我们每天需摄入叶酸约 200 μg。叶酸主要来源于绿色蔬菜（如莴笋、菠菜、番茄、青菜等）、新鲜水果（如橘子、柠檬、桃子、草莓等）、肉类食物（如牛肉、羊肉、鸡肉等）、动物肝脏、豆类、坚果、谷物等。而且叶酸不稳定，食物中的叶酸易受烹调、加工的影响而损失，损失率可达 50%~90%。

5 哪些饮食习惯与维生素 B_{12}、叶酸缺乏相关？

偏食的人需要警惕维生素 B_{12}、叶酸缺乏，比如完全素食 10~15 年会发展为维生素 B_{12} 缺乏，平时少吃蔬菜、肉蛋的人易缺乏叶酸。此外，不正确的食物加工方式，如烹调时间过长，或烹调时温度过高，也会导致食物中叶酸的损失，大量食用此类食物机体易缺乏叶酸（表4-1）。

表4-1 维生素 B_{12} 和叶酸缺乏的原因

原因	维生素 B_{12} 缺乏	叶酸缺乏
摄入减少	偏食，如完全素食	食物烹调方式不当；偏食
需要量增加	妊娠期妇女	妊娠期妇女（每日需 400~600 μg）
	哺乳期妇女	儿童、青少年
	儿童、青少年	慢性反复溶血、白血病、甲状腺功能亢进等
吸收障碍	内因子缺乏	腹泻
	胃酸、胃蛋白酶缺乏	小肠炎症
	胰蛋白酶缺乏	肿瘤

续表

原因	维生素 B_{12} 缺乏	叶酸缺乏
吸收障碍	肠道疾病	手术
	维生素 B_{12} 吸收障碍	影响叶酸吸收的药物（如抗癫痫药、柳氮磺吡啶、乙醇）
	药物影响（如对氨基水杨酸、二甲双胍、秋水仙碱）	
	肠道寄生虫、细菌大量繁殖	
利用障碍	先天性转钴蛋白Ⅱ缺乏	抗核苷酸合成药物（如氨甲蝶呤、氨苯蝶啶）
	麻醉药氧化亚氮的作用	先天性酶（如甲基 FH_4 转移酶）缺乏
排出增加	酗酒	血液透析、酗酒

第二节 巨幼细胞贫血的临床表现与诊断

1 维生素 B_{12}、叶酸有哪些生理作用？

维生素 B_{12} 有助于 DNA 的合成，糖、脂肪、蛋白质的代谢；促进血细胞的发育和成熟；参与神经髓鞘的合成，维护神经系统的健康；增加叶酸的利用率等。

叶酸在十二指肠和近端空肠吸收后，可转化为四氢叶酸（FH_4），为 DNA 合成提供一碳单位，以及转化成为细胞内辅酶。叶酸也可以促进血细胞的发育和成熟；有降血压、预防心脑血管疾病的作用，对糖尿病、老年痴呆等也有一定作用；孕妇补充叶酸有助于胎儿的生长发育，预防先天畸形等。

2 为什么缺乏维生素 B_{12}、叶酸会发生巨幼细胞贫血？

DNA 主要位于细胞核和线粒体中，细胞的更新换代需要合成 DNA，血细胞也不例外。当维生素 B_{12}、叶酸缺乏时，DNA 合成受阻减少，细胞分裂、增殖的时间延长，但细胞质发育不受影响，在延长的时间内不断增长，因而出现细胞核发育滞后于细胞质，细胞胞体增大超过正常的巨幼红细胞。巨幼红细胞产生慢，在骨髓中易被破坏，在循环中寿命短，导致循环中红细胞数量减少，引起贫血。

同理，其他血细胞也会发生巨幼样变，所以严重贫血的患者全血细胞都会减少。

3 巨幼细胞贫血的临床表现是什么？

由于维生素 B_{12}、叶酸的生理作用涉及 DNA 合成、血细胞的发育和成熟、神经系统功能等多个方面，巨幼细胞贫血的临床表现也十分复杂，涉及多个系统，通常分为血液系统表现、消化系统表现、神经系统表现和精神症状。

4 巨幼细胞贫血的血液系统表现是什么？

巨幼细胞贫血的血液系统表现主要是贫血的症状和原位溶血的症状，症状出现较为缓慢。贫血的症状包括乏力、头晕、心悸、面色、睑结膜、口唇、指甲苍白等，这是所有类型的贫血患者共有的临床表现，缺乏特异性。严重的患者白细胞、血小板减少，出现反复感染、皮肤出血点或瘀斑。

巨幼细胞贫血患者的幼红细胞容易在骨髓中被破坏，来不及再进入血液循环，称为原位溶血（或无效性红细胞生成），导致轻度黄疸。

5 巨幼细胞贫血的消化系统表现是什么？

巨幼细胞贫血的消化系统表现出现较早，如恶心、呕吐、腹泻、食欲减退等，与胃肠道黏膜萎缩有关，还可出现口腔黏膜、舌乳头萎缩，舌炎，舌面呈"牛肉舌""镜面舌"，为特征性表现。

6 巨幼细胞贫血的神经系统表现和精神症状是什么？

由于维生素 B_{12} 缺乏会影响神经髓鞘的合成，维生素 B_{12} 缺乏相关的巨幼细胞贫血患者会出现神经系统表现，如对称性远端肢体麻木，走路不稳、有踩棉花感，深感觉障碍、共济失调，肌张力增加，锥体束征阳性，味觉、嗅觉减退，视力下降，眼前发黑等。而病因为叶酸缺乏的患者没有上述神经系统表现，只引起精神症状，如易怒、妄想等。维生素 B_{12} 缺乏会引起抑郁、失眠、记忆力下降、幻觉、妄想等精神症状。

7 怀疑巨幼细胞贫血应该做哪些实验室检查？

应该在医师的指导下进行血常规、外周血涂片、骨髓细胞学检查、血清维生素 B_{12}、叶酸及红细胞叶酸含量测定、胃酸检查、内因子抗体测定、Schilling 试验、尿高半胱氨酸 24 小时排泄量、胆红素测定等检查。

8 巨幼细胞贫血的血常规、血涂片有何特点？

由于血细胞发生巨幼变，血常规将提示大细胞性贫血，即 MCV、MCH 高于正常范围，MCHC 正常（MCV > 100 fl，MCH > 34 pg，32% < MCHC < 36%），网织红细胞正常或轻度增加，严重患者见全血细胞计数减少。

血涂片表现为大小不等的红细胞，可见大椭圆形红细胞（直径 > 15 μm）和细胞内含有细小蓝色点状物质的点彩红细胞。由于细胞核发育不成熟，细胞质过于丰富，红细胞中央淡染区消失。中性粒细胞核分叶过多，5 叶核占比 > 5%，有时可见核分 6 叶或更多。

9 巨幼细胞贫血的骨髓细胞学检查、血清维生素 B_{12}、叶酸及红细胞叶酸含量测定有何特点?

骨髓细胞学检查可见骨髓增生活跃或明显活跃,以红系增生为主。红系、粒系、巨核系均发生巨幼变,红系主要表现为细胞体积增大,胞质较胞核成熟,即出现"核幼浆老"现象,粒系和巨核系还会出现分叶增多的表现。此外,骨髓铁染色常增多。

若血清维生素 B_{12} < 74 pmol/L(100 ng/mL)可认为维生素 B_{12} 缺乏,血清叶酸 < 6.8 nmol/L(3 ng/mL),红细胞叶酸 < 227 nmol/L(100 ng/mL)时,可认为存在叶酸缺乏。

10 巨幼细胞贫血进行胃酸检查、内因子抗体测定、Schilling 试验、尿高半胱氨酸 24 小时排泄量、胆红素测定有何意义?

恶性贫血时可发现胃酸降低、内因子抗体阳性、Schilling 试验阳性。维生素 B_{12} 缺乏时,高半胱氨酸转变为甲硫氨酸障碍,出现尿高半胱氨酸 24 小时排泄量增加。由于巨幼细胞贫血时会发生原位溶血,胆红素测定可提示血清间接胆红素稍高。

11 如何诊断巨幼细胞贫血?

诊断巨幼细胞贫血,首先要排除其他可能导致类似症状的疾病,如溶血性贫血、骨髓增生异常增生综合征等。其次,血液检查显示贫血,同时外周血象中出现巨幼红细胞,骨髓中出现巨幼细胞。此外,还需要检查维生素 B_{12} 和叶酸的浓度,以确定病因。

12 诊断巨幼细胞贫血的主要步骤是什么?

诊断巨幼细胞贫血的主要步骤包括收集病史、体格检查、实验室检查和骨髓检查。通过这些步骤,医师可以确定是否存在巨幼细胞贫血,并找出病因。

13 如何通过症状来初步判断可能患巨幼细胞贫血?

巨幼细胞贫血的典型症状包括疲倦、乏力、头晕、手足麻木、食欲减退等。如果出现这些症状,应该及时就医进行进一步的检查。

14 巨幼细胞贫血和缺铁性贫血有哪些区别?

巨幼细胞贫血和缺铁性贫血区别见表 4-2。

表 4-2 巨幼细胞贫血和缺铁性贫血的区别

项目	巨幼细胞贫血	缺铁性贫血
病因	叶酸或维生素 B_{12} 缺乏	铁缺乏
特征	大细胞性贫血	小细胞性贫血
症状	全血细胞减少、消化系统症状、神经精神系统症状等	贫血一般表现,可有生长发育迟缓、心悸、匙状甲等
治疗	补充叶酸、维生素 B_{12}	补铁治疗
鉴别疾病	骨髓增生异常综合征、再生障碍性贫血等	地中海贫血、慢性病性贫血等

第三节 巨幼细胞贫血的预防与治疗

1 正常人需要额外补充叶酸或维生素 B_{12} 吗?

一般不用。叶酸是一种水溶性维生素,广泛存在于绿叶蔬菜、水果、酵母、动物肝脏等食物中。对于孕妇来说,补充叶酸可以预防胎

贫血600问

儿神经管畸形等问题，但正常人在没有特殊情况下并不需要额外补充；维生素 B_{12} 主要存在于动物性食品如肉类、鱼类、奶制品中。然而，对于正常成年人来说，均衡饮食可以满足人体对维生素 B_{12} 的需求，除非有特殊情况（如素食主义或消化系统问题等），可能需要额外补充。

2 维生素 B_{12} 缺乏和叶酸缺乏导致的巨幼细胞贫血有哪些区别？

维生素 B_{12} 缺乏和叶酸缺乏导致的巨幼细胞贫血见表4-3。

表4-3　维生素 B_{12} 缺乏和叶酸缺乏导致的巨幼细胞贫血的区别

项目	维生素 B_{12} 缺乏的巨幼细胞贫血	叶酸缺乏的巨幼细胞贫血
病因	主要有两种原因：一是摄入不足，如长期素食、胃大部切除等；二是吸收不良，如肠道疾病、药物影响等	通常与摄入不足、吸收不良和排泄增加有关
症状	会导致神经系统的异常，如手脚麻木、走路不稳等，有时甚至可能出现精神症状，如抑郁、痴呆等	一般不会引起神经系统异常
治疗	口服或注射维生素 B_{12}	口服叶酸。如同时有维生素 B_{12} 缺乏，应同时补充维生素 B_{12}，否则会加重神经系统损伤

3 如何预防巨幼细胞贫血？

预防巨幼细胞贫血的关键是保持均衡的饮食，确保摄入足够的维生素 B_{12} 和叶酸。

4 如何治疗巨幼细胞贫血？

巨幼细胞贫血的治疗主要是补充叶酸或维生素 B_{12}，促使红细胞生成正常。治疗方法包括口服叶酸、肌内注射维生素 B_{12} 或在特殊情况下进行输血。具体治疗方案应根据患者的具体情况和医师的建议来确定。

5 巨幼细胞贫血能治愈吗？

巨幼细胞贫血经过积极的治疗是有可能治愈的。一般巨幼细胞贫血通过补充叶酸或维生素 B_{12}，患者的血红蛋白浓度可以在 1~2 个月时恢复正常，白细胞数和血小板数也可以完全恢复正常。然而，对于恶性贫血或全胃切除术后的患者，补充维生素 B_{12} 可能需要终身进行。

6 如何治疗巨幼细胞贫血并发症？

巨幼细胞贫血最常见的并发症是贫血性心脏病，此外还可能导致消化道问题和神经系统方面的问题如周围神经末梢神经炎等。

针对各种并发症，需要采取相应的治疗措施。例如，对于贫血性心脏病，需要控制贫血症状、改善心肌代谢、预防感染和防治心律失常等；对于消化道问题，需要对症治疗，如口腔炎需保持口腔清洁、舌乳头萎缩可用营养神经类药物、腹胀可适当运动和饮食调整等；对于神经系统并发症，需要使用营养神经类药物进行治疗。

7 巨幼细胞贫血治疗后会留下后遗症吗？

巨幼细胞贫血主要是由于缺乏维生素 B_{12} 或叶酸所导致，经过正规治疗，基本上都能康复，不留有后遗症。但以后要注意均衡饮食，避免再次出现贫血。具体预防措施应咨询医师。

8 哪些人群需要预防巨幼细胞贫血？

①妊娠期和哺乳期妇女；②婴幼儿和青少年；③偏食或素食者；④患有影响叶酸和维生素 B_{12} 吸收利用的疾病者，如慢性萎缩性胃炎、克罗恩病、肠结核等肠道疾病，以及甲状腺功能亢进症、糖尿病等内分泌疾病等；⑤长期服用某些药物者，如抗癫痫药物、氨甲蝶呤等抗肿瘤药物，以及柳氮磺吡啶等抗炎药物等。

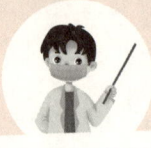

贫血600问

9 孕妇应该如何预防巨幼细胞贫血？

（1）饮食调整：保持均衡饮食，建议孕妇多食用富含叶酸的食物，如绿叶蔬菜、豆类等。

（2）定期产检：尤其是血常规检查，以及时发现贫血。

（3）补充营养素：建议妊娠期妇女从孕前开始每天补充 0.4 mg 叶酸，直至孕后 3 个月，以降低胎儿神经管畸形的风险。但应注意过量摄入营养素也可能对身体造成不利影响。

（4）调整生活习惯：避免过度劳累，保证充足的睡眠和休息，有助于预防贫血。

10 维生素 B_{12} 和甲钴胺是否属于同一类药物？

维生素 B_{12} 类药物家族有 4 个成员：氰钴胺、羟钴胺、腺苷钴胺和甲钴胺。前两种维生素 B_{12} 在人体内没有生物活性；后两种维生素 B_{12} 为辅酶型，已经实现人工合成，这为周围神经病变患者的治疗提供了有力支持。甲钴胺是治疗周围神经病变的药物，属于维生素 B_{12} 类，又称甲基维生素 B_{12}，即维生素 B_{12} 的活性形式。这 4 种药物结构不同，区别在于其结构中与钴相连的 X 位分别为氰基、甲基、脱氧腺苷、羟基。因此，维生素 B_{12} 和甲钴胺不是同一种药品。

11 维生素 B_{12} 和甲钴胺能相互替代吗？

维生素 B_{12} 的适应证：巨幼细胞贫血、神经炎的辅助治疗。甲钴胺的适应证：用于周围神经病变和因缺乏维生素 B_{12} 引起的巨幼细胞贫血。有研究表明：在治疗周围神经病变方面，甲钴胺在临床应用疗效和安全性方面均优于维生素 B_{12}。

12 维生素 B_{12} 的食物来源有哪些?

膳食中的维生素 B_{12} 来源于动物性食品，主要是畜、禽、鱼类，动物内脏，贝壳类及蛋类，乳及乳制品中含量少，植物性食品基本上不含维生素 B_{12}。因此，素食者易出现维生素 B_{12} 缺乏。

13 长期口服维生素 B_{12}（包括甲钴胺）的患者，应该注意什么?

在服用甲钴胺时应注意，如果使用本药物 1 个月以上治疗无效，应停药。长期接触汞及其化合物的人员，不宜长期大量服用维生素 B_{12}。本药在儿童、孕妇及哺乳期妇女应用方面安全性尚不明确，用药需慎重。偶见胃肠道反应，如食欲缺乏、恶心、呕吐、腹泻等。

（1）在服用过程中，需避免与维生素 C、重金属盐类一同服用，会造成维生素 B_{12} 的失效。

（2）神经系统损害患者，在未明确诊断前，不宜应用维生素 B_{12}，以免掩盖亚急性联合变性的临床表现。

（3）维生素 B_{12} 缺乏者还可能同时伴有叶酸缺乏，服用维生素 B_{12} 后，血象虽能改善，但可能掩盖叶酸缺乏的临床表现，对该类患者应同时补充叶酸，才能取得较好疗效。

（4）维生素 B_{12} 治疗巨幼细胞贫血时，服药开始的前两天，应查血钾，以便及时发现可能出现的严重低血钾。

（5）在服用维生素 B_{12} 的过程中，应定期做血脂、脂蛋白、肝及肾功能的检查。

（沈佚凡）

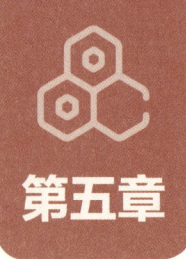

第五章

溶血性疾病

第一节 溶血性疾病概述

1 什么是溶血?

溶血是各种原因引起的红细胞寿命缩短、破坏加速的一类疾病。红细胞在血管内或血管外的单核巨噬细胞系统内被破坏,细胞内的血红蛋白溢出,常可导致贫血(主要表现为面色苍白、乏力)、黄疸(主要表现为皮肤巩膜的黄染)、肝脾大等临床表现,严重的可出现肾衰竭,危及患者生命。

2 溶血是怎样发生的?

(1)红细胞自身因素:红细胞细胞膜、酶、血红蛋白等结构缺陷,更容易被破坏,引起溶血。

(2)免疫性溶血:ABO 血型主要依据红细胞表面的抗原进行分类,笼统地说红细胞表面含 A 抗原,血浆中含 B 抗体为 A 型血。同理,红细胞表面含 B 抗原,血浆中含 A 抗体为 B 型血,同时含有 A、B 抗原,血浆中不含 A、B 抗体为 AB 型血,不含 A 也不含 B 抗原,血浆中含 A、B 抗体为 O 型血,抗原抗体结合会诱发细胞的破坏机制使红细胞被破坏,诱发溶血。

(3)外界因素：机械破坏、蛇毒、化学药物等。

3 溶血有哪些类型？

根据红细胞破坏的场所不同，可分为血管内溶血和血管外溶血。

（1）血管内溶血：红细胞在血管中被破坏，起病急，多见于血型不合的输血、输注低渗溶液以及特殊疾病如阵发性睡眠性血红蛋白尿。

（2）血管外溶血：是指被肝脾等处的单核巨噬细胞系统破坏引起的溶血，起病慢，可引起脾大，见于遗传性球型细胞增多症、温抗体性自身免疫性溶血及地中海贫血等疾病。

根据红细胞破坏的速度、程度、持续时间不同，可分为急性溶血及慢性溶血。

（1）急性溶血：短期内大量红细胞破坏所致，起病急，病情重，贫血及黄疸较明显，常伴有全身症状和血红蛋白尿，多见于血管内溶血。

（2）慢性溶血：病情相对较轻，黄疸轻或不明显，常有脾大，以血管外溶血多见。

4 溶血有哪些临床表现？

溶血的症状和体征主要与溶血持续时间及严重程度有关。急性溶血起病急，全身症状重，可突发寒战，随后出现高热，伴有腰背与四肢酸痛、头痛、呕吐、酱油样尿和黄疸等症状，严重者还可发生周围循环衰竭、急性肾衰竭。慢性溶血起病缓慢，症状较轻，以贫血、黄疸、脾大为主要表现，部分患者可并发胆结石和肝功能损害。

（1）急性溶血的典型症状和体征：①寒战、发热。大部分患者先有寒战，而后出现发热，一般在39℃左右，个别患者可超过40℃。②骨痛与腰部疼痛。双肩及双侧肾区受累最为明显。③少尿、无尿或血红蛋白尿。该类症状的出现提示已有肾脏损害或已发生急性肾衰竭。

④黄疸。多在溶血 12 小时后出现，黄疸程度不一定与贫血一致，而和肝脾功能状态、红细胞脆性与内在的缺陷程度有密切关系。⑤贫血加重。面色急剧苍白，全身疲乏、心悸气短等症状加重。⑥消化道症状。常伴有腹痛、腹胀、恶心、呕吐等症状。⑦肝脾大。溶血危象发生后，肝脾均明显肿大，尤其脾脏。肝脾大的速度与贫血、黄疸轻重相一致，随着有效治疗，肝脾可缩小或完全恢复正常。

（2）慢性溶血的典型症状和体征：主要有贫血、黄疸、肝脾大三大特征，长期高胆红素血症可并发胆石症和肝功能损害。婴幼儿时期起病者可有髓外造血、骨骼改变。

5 溶血性黄疸严重吗？如何治疗？

较严重。溶血性黄疸主要表现为皮肤黏膜黄染，常为轻度，呈浅柠檬黄色，无皮肤瘙痒，且常因贫血而伴有皮肤苍白。急性发作时，患者常表现为突然寒战、发热、头痛、呕吐、四肢酸痛，并有不同程度的少尿、无尿、血红蛋白尿，尿液多呈酱油色，严重时，血红蛋白滤过时堵塞肾小管，导致滤过功能障碍，并发急性肾衰竭，危及生命。

溶血性黄疸以去除病因，即针对原发疾病治疗为主，此外还应注意去除诱因，如停用引发溶血的药物等。急性发作时，需要进行抗休克、保护肾功能、血浆置换等对症治疗。

6 AB 型血为万能受血者、O 型血为万能输血者，这种说法对吗？

不对。血液分为两部分：血细胞和血浆，红细胞为血细胞中的一种。AB 型血的患者血液中虽然不含 A 抗体、B 抗体，不会破坏供血者的红细胞，但是 AB 型血的患者红细胞表面有 A、B 抗原，如果供血者血型是 AB 型血以外的另三种血型，那么他的血液中必然含有 A 抗体或B抗体，会导致受血者的红细胞被破坏。O型血同理，虽然红细胞表面不含抗原，但是血浆中含A抗体和B抗体，一旦输入A型血或B型血或AB型血的患者，会破坏患者的红细胞。这种溶血一般较轻微，但是不可忽视其危险性。现在进行输血时以输入相同血型为主，而且输血过程中要严密监测患者的生命体征，一旦出现意外，需立即终止输血，并进行必要的抢救。

7 什么是新生儿溶血？

新生儿溶血也称新生儿溶血病，是一种因母婴血型不合所致的同种免疫性溶血性疾病。

正常情况下，胎儿血型由父母双方决定，当母亲为AB型血或胎儿为O型血时不会发生ABO型溶血性贫血，但是该病患儿从父方遗传而来的血型抗原，正是其母亲所缺少的时，胎儿的红细胞通过胎盘进入母体后，这些父方遗传的血型抗原会刺激母体产生相应抗体。一般第一胎不会发生溶血，第二胎时，残留的抗体会经胎盘进入胎儿血液循环后，即与胎儿红细胞表面的相应抗原结合，结合抗体的胎儿红细胞在单核吞噬细胞系统内被破坏，引起溶血，表现为贫血、水肿、肝脾大和出生后短时间内的进行性重度黄疸。除ABO溶血外，还有Rh溶血，Rh溶血原理同ABO溶血，而且Rh溶血更为严重。

8 什么是ABO溶血？

ABO溶血是指ABO血型不相合所导致的溶血，临床上主要见于以下两种情况：①血型不合的输血导致的ABO溶血，这种情况随着现在输血治疗的规范，已很少出现。②ABO新生儿溶血病，这是一种由于母婴血型不合引起的针对血型抗原免疫而造成的同种免疫性溶血性疾病。这种病几乎无一例外发生在O型血母亲所生的A型血或B型血婴儿中，胎儿的血型为 A 型或 B 型时，胎儿血液中的 A 抗原或 B 抗原由于某种原因进入母体后刺激母体产生血型抗体，此抗体通过胎盘再进入胎儿体内，与胎儿体内的 A 抗原或 B 抗原结合，从而引起胎儿红细胞凝集，继而溶解，发生 ABO 溶血。该病也罕见于 A 型血母亲所生的 B 型血婴儿及 O 型血母亲所生的 AB 型血婴儿。

9 什么是 Rh 溶血？

Rh 溶血是溶血多种类型中的一种。这种类型的溶血发生于母亲为 Rh 阴性而孩子为 Rh 阳性的案例中。红细胞表面的抗原除 A、B 抗原外还有 D、E、C、c、e 抗原等，后一部分抗原中 D 抗原的抗原性最强，含 D 抗原的为 Rh 阳性，不含 D 抗原的为 Rh 阴性，国人大多数为 Rh 阳性。Rh 阴性的母亲生第一胎 Rh 阳性的孩子时一般不会发生溶血，生第二胎 Rh 阳性的孩子时因抗体与抗原的结合而发生溶血。新生儿 Rh 溶血较 ABO 溶血严重，表现为黄疸更容易严重，且出现早，持续时间长。

10 溶血时为什么肝脾会增大？

脾脏是红细胞破坏的场所，大量变形能力差甚至变性失去功能的红细胞在脾脏被破坏。如果发生血管外溶血，需要脾脏处理的红细胞数量大大增加，脾脏功能代偿性亢进，脾脏因此肿大；大量溶血时，红细胞数量显著降低，造血的骨髓功能活跃，与此同时，如果骨髓造血不足，会引起骨髓以外的器官造血，肝脏就是骨髓外造血器官之一，因此溶血性贫血严重时，肝功能亢进，肝脏也会肿大。

11 溶血患者的饮食有哪些禁忌？

有一种溶血与饮食密切相关，称为高铁血红蛋白性溶血，又称蚕豆病，与 G-6-PD 酶缺乏有关，食用蚕豆后会发生溶血，出现溶血相关的一系列临床表现，如贫血、黄疸、肝脾大等。这类患者需要避免食用蚕豆。其他常见的溶血与饮食关联不大。

12 溶血可以完全治愈吗？

分情况。因输入血型不合的血液或低渗盐水等外界因素导致的溶血，及时祛除病因，可以终止溶血的发生。但是因红细胞本身的因素，或者免疫因素等导致的溶血，目前缺乏对因治疗的药物，无法完全治愈。生活中可以通过积极的预防措施如蚕豆病患者避免摄入蚕豆，可减少溶血的发生或降低溶血的严重程度。一旦发生溶血，应及时送医院治疗。

13 进食动物血制品如鸡血、鸭血、猪血会发生溶血吗？

不会。进食上述动物血制品时，通过胃肠道消化吸收，最终都以蛋白质或其他营养素的形式被吸收进入体内血液循环，不会直接进入人体的血管，因此不会发生溶血。

14 夫妻双方血型不同，所生的孩子会发生溶血吗？

夫妻双方的血型与孩子是否会发生溶血关系不大。溶血的发生主要与母亲和孩子的血型有关，而且新生儿 ABO 溶血发生率极低，没必要因夫妻双方血型不同而担心孩子会发生溶血。但是，对于母亲为 Rh 阴性而孩子为 Rh 阳性时，需要特别注意，Rh 溶血发生率要高很多，而且严重，Rh 阴性的母亲需要及时去医院做相关检查，避免意外的发生。

15 溶血与贫血有什么关系?

溶血会导致贫血。溶血发生时,大量红细胞被破坏,红细胞数量减少,红细胞中主要含有运输氧的血红蛋白,红细胞数量减少时,单位体积中血液中血红蛋白含量降低,低于一定值时(成人这个低值为 90 g/L),会表现为贫血的症状。而导致贫血的原因有很多,溶血只是其中之一。

(姚庆春)

第二节 自身免疫性溶血性贫血

1 什么是自身免疫性溶血性贫血?

自身免疫性溶血性贫血(autoimmune hemolytic anemia,AIHA)是体内免疫功能调节紊乱,产生自身抗体和(或)补体吸附于红细胞表面,通过抗原抗体反应加速红细胞破坏而引起的一种溶血性贫血。

2 AIHA 的分类有哪些?

AIHA 根据抗体作用于红细胞膜所需的最适温度,可分为温抗体型(37℃时作用最活跃,不凝集红细胞,为 IgG 型不完全抗体)和冷抗体型(20℃以下作用活跃,低温下可直接凝集红细胞,为完全抗体,绝大多数为 IgM 型不完全抗体)两型。冷抗体型 AIHA 又可分为冷凝集素综合征和阵发性寒冷性血红蛋白尿两类。此外,根据有无病因 AIHA 可分为原发性和继发性。

3 AIHA 的病因有哪些?

原发性温、冷抗体型 AIHA 不存在基础疾病。继发性温抗体型 AIHA 常见的病因有：①系统性红斑狼疮，类风湿关节炎；②淋巴增殖病，如淋巴瘤、慢性淋巴细胞白血病等；③感染，特别是病毒感染；④药物，如青霉素、头孢菌素等。冷凝集素综合征常见的病因有 B 细胞淋巴瘤、华氏巨球蛋白血症、慢性淋巴细胞白血病、感染（如支原体肺炎、传染性单核细胞增多症）。阵发性寒冷性血红蛋白尿常见的病因有梅毒、病毒感染等。

4 温抗体型 AIHA 的发病机制有哪些?

温抗体型 AIHA 占 AIHA 的 80%~90%，抗体主要为 IgG，其次为 C3，少数为 IgA 和 IgM，37℃最活跃，为不完全抗体，吸附于红细胞表面。致敏的红细胞主要在单核巨噬细胞系统内破坏，发生血管外溶血。IgG 抗体和 C3 同时存在，引起的溶血最重；C3 单独存在，引起的溶血最轻。研究发现 AIHA 存在 Th1/Th2 细胞失衡，Th2 细胞功能异常，如 IL-4、IL-6、IL-10 升高，以及 Treg 细胞异常。

5 冷凝集素综合征的发病机制有哪些?

冷凝集素综合征的抗体多为冷凝集素性 IgM，是完全抗体，在 28~31℃即可与红细胞反应，0~5℃表现为最大的反应活性。以血管内溶血为主，遇冷时 IgM 可直接在血液循环中使红细胞发生凝集反应并激活补体。但严重的血管内溶血罕见，因为磷脂酰肌醇锚链的红细胞膜蛋白能保护红细胞免受自身补体的损伤。红细胞在流经身体深部复温后，红细胞释放冷凝集素，只留有 C3 和 C4 调理素片段，主要在肝脏中被巨噬细胞清除，发生慢性血管外溶血。

6 阵发性寒冷性血红蛋白尿的发病机制有哪些？

阵发性寒冷性血红蛋白尿的抗体是 IgG 型双相溶血素，即 D-L 抗体，在 20℃以下时可结合于红细胞表面，固定补体，当温度升高到 37℃时，已结合在红细胞上的补体被依次激活，导致红细胞破坏而引发阵发性寒冷性血红蛋白尿。

7 温抗体型 AIHA 的临床表现有哪些？

多数起病缓慢，临床表现有头晕、乏力，贫血程度不一，1/2 有脾大，1/3 有黄疸及肝大。长期高胆红素血症可并发胆石症和肝功能损害。可并发血栓栓塞性疾病，以抗磷脂抗体阳性者多见。感染等诱因可使溶血加重，发生溶血危象和再生障碍性贫血危象。急性起病者，可有寒战、高热、腰背痛、呕吐、腹泻，严重者可出现休克和神经系统表现。原发性多见于女性，继发性常伴有原发疾病的临床表现。少数患者可伴有免疫性血小板减少性紫癜，称为 Evans 综合征。

8 冷抗体型 AIHA 的临床表现有哪些？

（1）冷凝集素综合征：毛细血管遇冷后发生红细胞凝集，导致循环障碍和慢性溶血，表现为手足发绀，肢体远端、鼻尖和耳垂等处症状明显，常伴肢体麻木、疼痛，遇暖后逐渐恢复正常，称为雷诺现象。此外，还有贫血和血红蛋白尿等表现。

（2）阵发性寒冷性血红蛋白尿：患者暴露于寒冷环境后出现血红蛋白尿，伴寒战、高热、腰背痛、恶心、呕吐等，发作后虚弱、苍白、黄疸，轻度肝脾大，发作多呈自限性，仅持续 1～2 天，恢复后可完全无症状。

9 温抗体型 AIHA 的实验室检查有哪些?

（1）血象：贫血轻重不一，多呈正细胞正色素性；网织红细胞比例增高；周围血涂片可见球形红细胞、幼红细胞。

（2）骨髓象：呈代偿性增生，以幼红细胞增生为主。

（3）溶血相关检查：血清胆红素升高，以间接胆红素为主；新鲜尿检查可见尿胆原增高；外周血涂片可见破碎和畸形红细胞升高；红细胞寿命测定缩短。

（4）抗人球蛋白试验（Coombs 试验）：直接抗人球蛋白试验（DAT）阳性是本病最具诊断意义的实验室检查，主要为抗 IgG 及抗补体 C3 型。间接抗人球蛋白试验（IAT）可为阳性或阴性。

10 冷抗体型 AIHA 的实验室检查有哪些?

（1）血象：贫血轻重不一，多呈正细胞正色素性；网织红细胞比例增高；周围血涂片可见球形红细胞、幼红细胞。

（2）骨髓象：呈代偿性增生，以幼红细胞增生为主。

（3）溶血相关检查：血清胆红素升高，以间接胆红素为主；新鲜尿检查可见尿胆原增高；红细胞寿命测定缩短；血浆游离血红蛋白升高；血清结合珠蛋白减少或消失；可有血红蛋白尿和尿含铁血黄素试验（Rous 试验）阳性。

（4）冷凝集素试验：阳性可见于冷凝集素综合征。

（5）冷溶血试验：阳性可见于阵发性寒冷性血红蛋白尿。

11 AIHA 的诊断要点有哪些?

（1）有溶血性贫血的临床表现，DAT 阳性，除外其他类型的溶血，可诊断为温抗体型 AIHA。

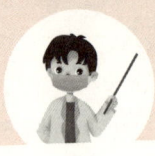
贫血 600 问

（2）DAT 阴性，但临床表现较符合，肾上腺皮质激素或切脾治疗有效，除外其他溶血性贫血，可诊断为 DAT 阴性 AIHA。

（3）有雷诺现象，冷凝集素效价显著增高，或 DAT C3 型阳性、抗 IgG 阴性，可诊断为冷凝集素综合征。

（4）有血红蛋白尿或尿含铁血黄素试验阳性，冷溶血试验阳性，可诊断为阵发性寒冷性血红蛋白尿。

12 AIHA 的鉴别诊断有哪些？

AIHA 的鉴别诊断见表 5-1。

表 5-1　AIHA 的鉴别诊断

病名	遗传或获得	溶血部位	缺陷所在	实验室特点	治疗
遗传性球形细胞增多症	遗传性	血管外	红细胞膜	球型红细胞、渗透脆性显著增高	脾切除
地中海性贫血	遗传性	血管外	珠蛋白肽链合成减少	小细胞低色素红细胞，铁增多	对症、骨髓移植
阵发性睡眠性血红蛋白尿	获得性	血管内	红细胞膜缺陷，对补体敏感	蔗糖溶血试验（+）、酸溶血试验（+）、Rous 试验（+）、$CD59^-$ 细胞 > 10%	对症、雄激素、骨髓移植
AIHA	获得性	血管外（主要）	产生自身抗体	Coombs 试验（+）	皮质激素、脾切除、免疫抑制剂

13 AIHA 有哪些治疗方法？

（1）病因治疗：治疗原发病最重要。

（2）糖皮质激素：主要用于温抗体型 AIHA 的治疗。

（3）脾切除：主要用于温抗体型 AIHA 的治疗。

（4）免疫抑制剂。

（5）靶向治疗。

（6）输血：只用于溶血危象或 AIHA 暴发型出现心肺功能障碍者，对慢性型经治疗贫血无好转时也可输血。输血前应详细检查有无同种异型抗体、自身抗体血型抗原的特异性及交叉配血试验。因 AIHA 输血后可能加重溶血，故应严格掌握输血指征。

（7）其他：包括达那唑、大剂量静脉注射丙种球蛋白（IVIG）、血浆置换等。

14 温抗体型 AIHA 治疗中糖皮质激素和脾切除的适应证和使用方法是什么？

（1）糖皮质激素为温抗体型 AIHA 的首选治疗药物，泼尼松 1~1.5 mg/（kg·d），红细胞计数恢复正常后，每周减 5~10 mg，至 30 mg/d 时减量放缓，1~2 周减 5 mg，最终希望能用 5~10 mg/d 或 10 mg 隔日长期维持。治疗 3 周无效或需要泼尼松 15 mg/d 以上才能维持者，应改换其他疗法。

（2）糖皮质激素治疗无效或需大剂量才能维持缓解者，可考虑脾切除，有效率为 60%~70%，但对继发性 AIHA 效果较差。

15 AIHA 治疗中免疫抑制剂的适应证和使用方法是什么？

适应证：①糖皮质激素和脾切除都不缓解者；②有脾切除禁忌证；③泼尼松维持量 > 10 mg/d。常用环磷酰胺、硫唑嘌呤、长春新碱或环孢素等，多与激素同用，总疗程需 6 个月左右。环磷酰胺、硫唑嘌呤、长春新碱等可抑制自身抗体合成，剂量分别为 200 mg/d、100 mg/d 和

2 mg/周。环孢素A（CsA）抑制T细胞增殖和依赖T细胞的B细胞功能，抑制免疫反应，并阻断与细胞免疫相关的淋巴因子作用，无骨髓抑制作用，用量为3～6 mg/(kg·d)。

16 AIHA有哪些靶向治疗方法？

近年来国内外学者使用CD20单抗Rituximab（利妥昔单抗）、CD52单抗Cammpath-1H、补体C5单抗Eculizumab（依库珠单抗）等药物用于治疗难治/复发AIHA亦取得了一定的疗效。CD20单抗（利妥昔单抗）375 mg/m^2，1周1次，共2～4次，2/3病例有效。近来发现组蛋白去乙酰化酶抑制剂亦能增加$CD4^+/CD25^+/Foxp3^+$调节性T细胞的数量和功能，可试用丙戊酸钠5～10 mg/(kg·d)。

17 AIHA的其他治疗方法有哪些？

（1）达那唑：为弱雄酮类促蛋白合成制剂，可减少巨噬细胞的FcR数目，本药起效较慢，应与泼尼松类药物合用，起效后逐渐将激素类药物减量，最后可单用达那唑50～100 mg/d维持。副作用有肝损伤、多毛、乏力等，停药后可好转。

（2）大剂量静脉注射丙种球蛋白（IVIG）：如需迅速缓解病情时可应用大剂量IVIG，0.4～1.0 g/(kg·d)，连用3～5日。

（3）血浆置换：采用血细胞分离机将患者富含IgG抗体的血浆清除。每周置换血浆200～300 mL。可使自身抗体滴度下降50%以上。

18 冷抗体型AIHA有哪些治疗方法？

①针对病因进行治疗；②保暖是最重要的治疗措施；③有症状者应接受利妥昔单抗治疗或使用其他细胞毒性免疫抑制剂。此外，对于冷抗体型AIHA，激素疗效不佳，切脾无效。

19 AIHA 的预后怎样？

温抗体型 AIHA：原发初治患者用药后多数反应良好，月余至数月血象可恢复正常，但需维持治疗。反复发作者疗效差。继发者预后随原发病而异，继发于感染者感染控制后即愈；继发于系统性结缔组织病或肿瘤者预后相对较差。冷凝集素综合征预后较温抗体型为好。大多数患者能耐受轻度贫血，对劳动及体力活动影响较小，多数能长期存活。阵发性寒冷性血红蛋白尿不至于成为慢性严重贫血或死亡的原因，虽然急性发作时症状严重，但在几天或几周后可自发缓解。但 D-L 抗体可持续多年。

20 AIHA 的预防措施有哪些？

对于继发于感染的患者，预防相关病原体（病毒、支原体、梅毒螺旋体）感染非常重要。对于冷凝集素综合征和阵发性寒冷性血红蛋白尿患者，保温、避免受寒（即使机体所在环境温度超过冷抗体反应的最高温度）是主要的预防措施。

（刘添悦）

第三节　红细胞葡萄糖 -6- 磷酸脱氢酶缺乏症

1 G-6-PD 缺乏症是一种什么病？

G-6-PD 缺乏症，即红细胞葡萄糖 -6- 磷酸脱氢酶缺乏症，是指参与红细胞磷酸戊糖旁路代谢的 G-6-PD 活性降低和（或）酶性质改

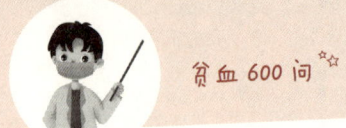

变导致的以溶血为主要表现的一种遗传性疾病。

2 G-6-PD 缺乏症的遗传方式是什么？

X 连锁不完全显性遗传，男性多于女性。

3 G-6-PD 在人体的正常生理作用是什么？

G-6-PD 存在于人体红细胞内，参与红细胞葡萄糖磷酸戊糖旁路代谢，使 6- 磷酸葡萄糖释出 H^+，从而将辅酶Ⅰ（NADP）还原成还原型辅酶Ⅱ（NADPH）。NADPH 是红细胞重要的还原物质，可将氧化型谷胱甘肽（GSSG）还原为还原型谷胱甘肽（GSH），保护红细胞免受氧化物质的威胁。

4 G-6-PD 缺乏为什么会导致溶血？

G-6-PD 缺乏导致红细胞不能产生足够的 NADPH，进而 GSH 显著减少，使得红细胞对氧化攻击更敏感，Hb 的巯基遭受氧化损伤，形成高铁血红蛋白和变性 Hb，沉积在红细胞膜形成海因小体，使红细胞变形性明显下降，容易被单核巨噬细胞吞噬破坏发生血管外溶血；同时，细胞膜脂质的过氧化作用则容易导致血管内溶血的急性发作。

5 G-6-PD 缺乏患者诱发溶血的原因临床可分为哪几种类型？

分为 5 种临床类型——药物性溶血、蚕豆病、新生儿高胆红素血症、先天性非球形红细胞溶血性贫血、其他诱因（感染、糖尿病酮症酸中毒等）所致溶血。

6 可引起药物性溶血的常见药物有哪些?

抗疟药（伯氨喹、奎宁等），解热镇痛药（阿司匹林、对乙酰氨基酚等），硝基呋喃类（呋喃唑酮），磺胺类，酮类（噻唑酮），砜类（氨苯砜、噻唑砜），其他（维生素 K、丙磺舒、萘、苯肼、奎尼丁等）。

7 药物性溶血需要治疗吗?

药物性溶血多为自限性，停药 7~10 天溶血逐渐停止。

8 蚕豆病主要临床表现有哪些?

蚕豆病多见于 10 岁以下儿童，男性多于女性。40% 的患者有家族史。发病集中在蚕豆成熟季节（3~5月）。起病急，一般食用新鲜蚕豆或其制品 2 小时至数日突然发生急性血管内溶血，表现为剧烈腰背和四肢酸痛，伴头痛、呕吐、寒战，随后出现高热、面色苍白和血红蛋白尿、黄疸，严重者可出现周围循环衰竭和急性肾衰竭。

9 为什么 G-6-PD 缺乏症患者吃蚕豆后会突发急性溶血性贫血?

该病的患者缺乏 G-6-PD，使得红细胞重要的还原物质合成不足，当患者进食蚕豆后，蚕豆消化水解产生蚕豆嘧啶类、异脲咪等物质，这些物质被吸收入血后产生大量的氧自由基（ROS），当 ROS 超出体内还原物质的中和能力后就会导致红细胞氧化损伤，进而引发蚕豆病。

10 如何治疗蚕豆病?

多数患者停止食用蚕豆可自行恢复；严重患者需要输血及应用肾

上腺皮质激素，并采取措施避免急性肾衰竭。

11 患者出现哪些情况时可以考虑 G-6-PD 缺乏症？

有阳性家族史，病史中有急性溶血特征，有食用蚕豆或服用药物等诱因。

12 怀疑 G-6-PD 缺乏症的患者需要做哪些检查？

G-6-PD 活性筛选试验，红细胞 G-6-PD 活性定量测定，基因突变型分析，红细胞海因小体生成试验。

13 G-6-PD 活性筛选试验有哪些？

高铁血红蛋白还原试验，荧光斑点试验，硝基四氮唑蓝纸片法。

14 诊断 G-6-PD 缺乏症最可靠的方法是什么？

红细胞 G-6-PD 活性定量测定。

15 G-6-PD 缺乏症的防止原则是什么？

避免氧化剂的摄入、积极控制感染和对症治疗。

（秦超容）

第四节 遗传性球形红细胞增多症

1 什么是遗传性球形红细胞增多症？

遗传性球形红细胞增多症是一种遗传性红细胞膜缺陷导致的溶血性贫血，临床特点为自幼发生的贫血、间歇性黄疸和脾大。

2 遗传性球形红细胞增多症的病因和发病机制是什么？

编码红细胞膜蛋白的基因出现异常，导致红细胞膜骨架蛋白产生缺陷，继而使红细胞变成球形。球形红细胞的变形性和柔韧性比正常红细胞低，所以它通过脾脏时更容易被破坏，导致患者出现溶血性贫血的表现。

3 遗传性球形红细胞增多症会遗传吗？会传染吗？

会遗传，但不会传染。

4 遗传性球形红细胞增多症的临床表现有哪些？

本病的发病年龄和病情轻重均存在很大的差异：任何年龄均可发病，多数患者在幼儿和儿童期发病，如果在新生儿期或者1岁以内的婴儿期发病，那么一般来说病情较严重。常见的临床表现有反复发生的溶血性贫血，间歇性黄疸和不同程度的脾大。约50%的患者有阳性家族史，阳性家族史是指患者的家族成员（指较大范围的家族成员，不仅限于直系亲属）中有患过遗传性球形红细胞增多症。

贫血600问

5 遗传性球形红细胞增多症会有并发症吗?

有。常见的并发症有胆囊结石（发生率约为50%），少见的并发症有下肢复发性溃疡、慢性红斑性皮炎、痛风、髓外造血性肿块。病情严重者常常因为感染而诱发溶血危象、再生障碍性贫血危象；饮食中叶酸供给不足或者机体对叶酸需求增加也可诱发巨幼细胞贫血危象。

6 要诊断遗传性球形红细胞增多症，可以做哪些检查?

溶血性贫血的筛查试验，外周血涂片，红细胞渗透脆性试验，红细胞孵育渗透脆性试验，自身溶血试验及纠正试验等。部分不典型患者的诊断需要借助更多检查，如红细胞膜蛋白组分分析、基因分析、酸化甘油溶血试验、伊红 -5- 马来酰亚胺结合试验等。

7 遗传性球形红细胞增多症有哪些治疗方法?

①脾切除术；②贫血严重时应输血，当发生溶血危象或再生障碍性贫血危象时也应输血；③补充叶酸；④平日注意防治感染，定期检查血红蛋白、胆红素等指标。

8 遗传性球形红细胞增多症的脾切除术治疗有哪些注意事项?

脾切除后可能发生致命的肺炎链球菌感染（特别是在6岁以下儿童多见），所以对于儿童重型遗传性球形红细胞增多症，手术时间应尽量延迟到6岁以上；而对于年长儿和成人遗传性球形红细胞增多症，如果病情轻微、无须输血，则没有强烈的手术需求。手术前后需要按期接种疫苗。

9 遗传性球形红细胞增多症的预后如何?

预后指的是根据经验预测的疾病发展情况,本病的预后良好,仅有少数患者死于溶血危象或脾切除后的并发症。

10 遗传性球形红细胞增多症的预防方法有哪些?

①婚前体检;②孩子出生前父母要戒烟戒酒、避免辐射;③遗传性球形红细胞增多症患者平时应注意防治感染,避免与传染源接触;④饮食方面要注意营养均衡,多吃富含维生素和矿物质的食物,避免食用过多的油腻食物和刺激性食物;⑤早发现、早诊断、早治疗。

(沈盛煌)

第五节 阵发性睡眠性血红蛋白尿症

1 什么是阵发性睡眠性血红蛋白尿症?

阵发性睡眠性血红蛋白尿症是一种由造血干细胞基因突变所导致的红细胞膜缺陷性溶血病,是一种良性疾病。

2 阵发性睡眠性血红蛋白尿症的病因和发病机制是什么?

一个或多个造血干细胞 X 染色体上的磷脂酰肌醇聚糖 A 基因发生突变,使红细胞膜缺乏补体调节蛋白 CD55 和 CD59,导致红细胞更容易被补体破坏,发生血管内溶血。

3 阵发性睡眠性血红蛋白尿症会遗传吗？会传染吗？

有可能遗传，但不会传染。

4 阵发性睡眠性血红蛋白尿症的发病情况如何？

发病高峰年龄在 20～40 岁，国内男性患者多于女性患者。

5 阵发性睡眠性血红蛋白尿症的临床表现有哪些？

（1）贫血。

（2）血红蛋白尿：清晨起床后血红蛋白尿是本病的典型表现，重者尿液外观像酱油或红葡萄酒，伴有乏力、胸骨后及腰腹疼痛、发热等症状；轻者则仅表现为尿隐血试验阳性。除此之外，感染、输血、劳累、服用铁剂等也可以诱发血红蛋白尿。

（3）各种感染：如支气管、肺、泌尿系统感染等。患者有出血倾向，严重出血为本病的死因之一。

（4）血栓形成：患者有血栓形成倾向，约 1/3 的患者并发静脉血栓形成，并引起相应临床表现，动脉栓塞少见。我国患者血栓形成相对少见，发生部位以肢体浅静脉为主，内脏血栓少见。

（5）腹痛、食管痉挛、吞咽困难、勃起功能障碍为常见症状。

6 诊断阵发性睡眠性血红蛋白尿症需要做哪些检查？

（1）血常规和凝血功能检查。

（2）溶血性贫血的筛查试验。

（3）多部位骨髓穿刺。

（4）诊断性试验：流式细胞术检测 CD55 和 CD59，流式细胞术检测嗜水气单胞菌溶素变异体，以及酸溶血试验（Ham 试验）、蔗糖溶血试验、蛇毒因子溶血试验、微量补体敏感试验等特异性血清学试验。

7 阵发性睡眠性血红蛋白尿症有哪些治疗方法？

（1）支持对症治疗：输血、雄激素（如十一酸睾酮、达那唑、司坦唑醇等）、铁剂。

（2）控制溶血发作：糖皮质激素（如泼尼松）、碳酸氢钠、抗氧化药物（如大剂量维生素E）、抗补体单克隆抗体（如依库珠单抗）。

（3）对于发生血栓者应给予抗凝治疗。

（4）异基因造血干细胞移植是目前唯一可能治愈本病的方法。

8 患了阵发性睡眠性血红蛋白尿症，就一定要进行异基因造血干细胞移植吗？

不一定。虽然异基因造血干细胞移植是目前唯一可能治愈本病的方法，但是阵发性睡眠性血红蛋白尿症并非恶性疾病，而且移植有一定风险，所以应当严格掌握异基因造血干细胞移植的适应证（即药物、手术等方法适合运用的范围与标准），也就是说，患者只有在实施异基因造血干细胞移植需要达到的标准后，才可以进行异基因造血干细胞移植治疗。

9 阵发性睡眠性血红蛋白尿症的预后如何？

（1）阵发性睡眠性血红蛋白尿症患者的中位生存期（即有且只有50%的个体可以存活到这个时间）是10~15年，主要死亡原因是感染、血栓形成和出血。但有一部分病程较长的患者病情会逐渐减轻，出现不同程度的自发缓解。

（2）阵发性睡眠性血红蛋白尿症可以转变成再生障碍性贫血，少数患者转化为骨髓增生异常综合征或急性白血病，预后不良。

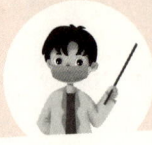

10 阵发性睡眠性血红蛋白尿症的预防方法有哪些？

（1）注意个人卫生，积极防治感染。

（2）接种相关疫苗，如流感疫苗和肺炎球菌疫苗等。

（3）避免接触有害化学物质，如苯、氯乙烯等。

（4）定期进行血液检查和体检。

（5）保持良好的生活习惯和心态。

（6）对于有阵发性睡眠性血红蛋白尿症家族遗传史的人群，应当进行遗传咨询和生育建议。

（沈盛煌）

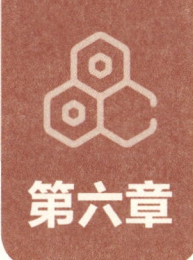

第六章 再生障碍性贫血

第一节 再生障碍性贫血概述

1 再生障碍性贫血是一种什么疾病？是否严重？

再生障碍性贫血（aplastic anemia，AA），简称再障，是一种骨髓造血衰竭症，是以全血细胞减少和骨髓功能低下为特征的血液系统疾病。根据患者的病情、血象、骨髓象及预后，依再障的严重程度可分为非重型再生障碍性贫血（NSAA）、重型再生障碍性贫血（SAA）和极重型再生障碍性贫血（VSAA）。其中重型再生障碍性贫血（SAA）、极重型再生障碍性贫血（VSAA）病情凶险，非常严重，危害性极大，可能随时发生严重性出血（如深部脏器大出血）、重型感染（如严重的呼吸道感染、败血症）等并发症风险，需要引起高度重视并及时诊治。

2 再生障碍性贫血与其他类型的贫血有哪些不同？

红细胞的生成主要取决于三大因素：造血细胞、造血调节和造血原料。再生障碍性贫血的本质主要与骨髓中的造血干祖细胞缺陷有关，导致红细胞生成障碍，其造血调节功能和造血原料基本正常，而缺铁性贫血则不同，缺铁性贫血的造血细胞和造血调节功能是正常的，但因为缺乏了铁元素这项造血原料，导致红细胞无法正常产生。其他如溶血性贫血则又不相同，溶血性贫血的红细胞生成无障碍，但由于红细胞自身异常（如酶异常引起的 G-6-PD 缺乏症）或红细胞外部因素异常（如自身免疫性溶血性贫血）引起红细胞破坏过多，进而发生贫血。

3 再生障碍性贫血的发病率如何？各年龄段如何分布？

再生障碍性贫血的年发病率在欧美国家为（0.47～1.37）/10万，日本为（1.47～2.40）/10万，我国为0.74/10万。相比于其他血液系统疾病，再障的总发病率相对不高。再障可发生于各年龄段，男、女发病无明显差异，青年人和老年人发病率较高，15～25岁和60岁以上（尤其是65～69岁）患者为两个发病高峰。

4 再生障碍性贫血的发病率在不同地区之间有无差异？

相关研究表明，再障在不同地区的发病率是不同的。亚洲地区的发病率相对较高，而欧美地区的发病率则相对较低。但由于再生障碍性贫血的发病机制尚未完全清楚，故引起不同地区发病率差异的原因仍然有限。

5 再生障碍性贫血是否与遗传有关？

是。按照病因，再生障碍性贫血可分为先天性（遗传性）和后天性（获得性），但再生障碍性贫血并不属于遗传性血液病，大多是后天获得的，其中获得性又分为原发性（无明确病因）和继发性。之所以说其与遗传相关，并不是指通过基因或染色体遗传给下一代，而是因为再生障碍性贫血与遗传易感性、体细胞突变及端粒酶活性异常有关。换句话说，如果一个人具有体细胞突变及端粒酶活性异常的情况，则更容易发生再生障碍性贫血。

6 再生障碍性贫血通常由哪些原因引起的？

再生障碍性贫血大多数是特发性的（即未查明原因的），但部分再生障碍性贫血被推测与某些因素相关，如辐射，长期接触 X 射线、镭及放射性核素等会影响 DNA 的复制，抑制细胞的有丝分裂，干扰骨髓细胞的合成；化学品，苯是导致骨髓衰竭的重要因素之一；药物，某些抗肿瘤药物、抗生素、磺胺类药物、杀虫剂、抗精神失常药物等有骨髓抑制的副作用；感染，尤其是肝炎病毒、微小病毒 B_{19} 等感染，是肝炎后再生障碍性贫血最常见的前驱感染；免疫性疾病；妊娠等。其中，抗肿瘤药与苯对骨髓的抑制与剂量有关，而抗生素、磺胺类药物及杀虫剂引起的再生障碍性贫血与剂量关系不大。

7 再生障碍性贫血的发病机制是什么？

原发性再生障碍性贫血的发病机制大多数与免疫介导的损伤有关，目前认为 T 淋巴细胞异常活化、功能亢进造成骨髓损伤占主要地位，其次与遗传易感性有关。而继发性再生障碍性贫血多是在一定遗传背景下因后天暴露于某些致病因子如上述所说的辐射、药物等引起的骨髓衰竭，其发病机制多与造血干细胞缺陷、造血微环境异常及免疫介导的损伤有关，有一种比喻方式将这三种机制分别称为"种子缺陷""土壤异常"及"虫子侵犯"。

8 再生障碍性贫血会不会影响生育能力，患者能不能正常生育？

再生障碍性贫血患者并不会影响生育能力，但正常生育具有一定的风险。一般来说，再障患者在病情稳定、治疗有效的情况下，可以有计划地生育。但是，患者在备孕前需要向医师咨询，了解自己的病情和生育风险并制订合适的治疗计划和备孕方案。与此同时，患者需要在妊娠期间密切监测病情变化和胎儿发育情况，定期进行产前检查和血液检查，以确保母胎健康。而在患者患病期间生育，不仅对患者的健康极为不利，而且孕育正常的胎儿也有隐患。一方面因为药物作用，再生障碍性贫血西医治疗中的免疫抑制剂及其他支持维持治疗，其中部分药物存在一定的不良反应甚至致畸；另一方面是血象，在血象极低的情况下生育，对孕妇和胎儿都会有很大的危险；最后，妊娠可能会加重再生障碍性贫血的严重程度。对于治疗阶段的再生障碍性贫血患者，无论性别，都应等待病情稳定时再考虑孕育。特别是病情较为严重、治疗难度较大的再障患者，此时生育的风险远大于益处，通常建议暂缓生育计划。

9 再生障碍性贫血会不会传染？

不会。再生障碍性贫血不属于传染性疾病，也没有传播途径，因此不具有传染性。

10 再生障碍性贫血患者能否接种疫苗？

不建议。国内外有研究显示接种疫苗可能会导致骨髓衰竭或再生障碍性贫血复发，如接种 SARS-CoV-2 疫苗后产生获得性再生障碍性贫血，以及接种新型冠状病毒 COVID-19 疫苗后发生的肝炎后再生障碍性贫血等，因此非必要的情况下不建议再生障碍性贫血患者接种疫苗。若为造血干细胞移植后，正规医疗机构的医师建议接种的疫苗除外。

11 再生障碍性贫血患者能否进行体育锻炼？

一般情况下，再生障碍性贫血患者可以进行适度的体育锻炼，但需根据个体情况和医师的建议进行。由于再生障碍性贫血因造血功能衰竭而导致供血供氧不足，如果患者运动耗氧大于机体所能供氧，机体将增强无氧代谢产生大量的代谢产物——乳酸，乳酸大量蓄积使血液中 pH 下降，加速红细胞的破坏和血红蛋白的分解，使血液中红细胞和血红蛋白的数量进一步减少，进而加重贫血。患者可以根据血象的情况来进行适当的运动强度。

（1）正在治疗或治疗后血象仍未达到安全水平的患者，应该避免高强度、高耗能的体育锻炼，优先选择散步、慢走的方式进行适当的活动。

（2）经医师判断为再障基本治愈或明显缓解，血象长期稳定在安全水平及血象已处于正常范围内的患者，可根据自身的体质情况，适当进行慢跑或比较轻缓的运动项目。

（3）若患者体质较差，易疲倦、气喘，无论血象如何，都应避免做长时间或剧烈的体育锻炼，适当的活动（如平地步行）是最好的选择。

第二节　再生障碍性贫血的症状与诊断

1 再生障碍性贫血患者会出现哪些症状？

再生障碍性贫血可以突发或隐匿发病，不同严重程度的再障患者症状明显程度不一，但其症状类似。非重型再生障碍性贫血起病和进展相对缓慢，病情较轻。患者经常出现乏力、头晕、心悸、活动后气短等慢性贫血症状；比正常人更容易出现上呼吸道等部位的感染，但感染相对容易控制，而肺炎、败血症等重症感染少见；有出血倾向，但程度较轻，以皮肤、黏膜出血为主，内脏出血少见，可见皮肤出血点、牙龈出血，女性患者还可以出现阴道出血。而重型再生障碍性贫血则表现严重，起病急，进展快，病情重。贫血症状呈进行性加重，乏力、头晕、心悸和气短等症状明显；多数患者因感染而发热，体温多在39℃以上，仍以呼吸道感染最常见，常合并败血症等重度感染；且出血表现更为明显，有不同程度的皮肤、黏膜甚至内脏出血，表现为皮肤有出血点或大片瘀斑，口腔黏膜有血疱，部分患者会出现鼻出

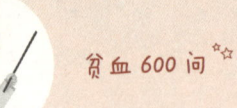

血、牙龈出血、眼结膜出血等,若深部脏器出血时可见呕血、咯血、便血、血尿、阴道出血、眼底出血和颅内出血,常危及患者的生命。重型再生障碍性贫血可由非重型进展而来。

2 再生障碍性贫血患者身体可以出现哪些异常?

除急性发作或已经接受输血治疗的再生障碍性贫血患者外,患者的皮肤黏膜常会变得苍白;因再生障碍性贫血患者具有出血倾向,患者的皮肤会因病情的严重程度出现不同程度的瘀点和瘀斑。这也提示患者在日常生活中要尽量避免与他人碰撞、打斗,尤其要避免外伤,在必须进行身体检查或接触时,需要告知医师或他人动作轻柔以避免加重瘀点和瘀斑。一般来说,再生障碍性贫血患者很少出现淋巴结肿大和脾大。

3 怀疑自身患有再生障碍性贫血应如何就诊?

患者如果出现了再障的可疑症状如发热、贫血、皮肤瘀点和瘀斑等,可以就诊于血液科,向医师提供病史信息,配合体格检查,检查血象、骨髓象等,明确自身的骨髓造血情况。

4 再生障碍性贫血患者的血常规报告有什么特点?

再生障碍性贫血患者由于骨髓造血功能衰竭,主要特点为全血细胞减少。重型再障患者的血常规典型特点为:重度全血细胞减少,红细胞、白细胞、血小板三系均显著减少;网织红细胞百分数多在 0.5% 以下,绝对值 $< 15 \times 10^9/L$;白细胞计数 $< 2 \times 10^9/L$,中性粒细胞 $< 0.5 \times 10^9/L$,淋巴细胞比例明显增高;血小板计数 $< 20 \times 10^9/L$。非重型再障患者也呈全血细胞减少,但相较于重型再障患者其血细胞减少程度较轻。

5 再生障碍性贫血患者的骨髓穿刺结果有哪些特点？

再生障碍性贫血患者还需进行骨髓多部位穿刺以明确诊断。重型再障患者多部位骨髓穿刺显示骨髓增生重度减低，血细胞包括粒系、红系及巨核细胞明显减少，但细胞形态大致正常；淋巴细胞及非造血细胞的比例则相对增高。非重型再障患者多部位骨髓增生减低，粒系、红系及巨核细胞明显减少；淋巴细胞、网状细胞、浆细胞的比例增高；同时还可见较多的脂肪滴。如果将骨髓活检制成切片，同样可以显示骨髓增生减低，造血组织减少，脂肪组织和非造血细胞增多，而且切片中显示的细胞仍是正常形态。若出现异常形态的细胞还需考虑白血病的可能。

6 除了血象和骨髓象外，再生障碍性贫血患者还存在哪些实验室指标异常？

再生障碍性贫血的发病机制主要是 T 细胞功能亢进导致的直接杀伤作用和淋巴细胞因子介导的造血干细胞过度凋亡，因此患者的 T 淋巴细胞还存在以下异常：$CD4^+T$ 细胞 $/CD8^+T$ 细胞比值减低，Th1/Th2 型细胞比值增高，$CD8^+T$ 抑制细胞和 $\gamma\delta TCR^+T$ 细胞比例增高，血清中一些细胞因子如 IL-2、IFN-γ、TNF 水平升高。此外，骨髓铁染色显示贮铁增多，中性粒细胞碱性磷酸酶染色（NAP）呈强阳性。

7 如何确诊再生障碍性贫血？

诊断再生障碍性贫血除了结合临床表现外，还有一套诊断标准：①血常规显示全血细胞减少，网织红细胞百分数 <1%，淋巴细胞比例升高；②体格检查或影像学检查一般无肝脾大；③骨髓多部位增生减低（<正常骨髓的 50%）或重度减低（<正常骨髓的 25%），造血组织减少，非造血组织增多，有条件者做骨髓活检时可见造血组织均匀减

少；④除外引起全血细胞减少的其他疾病，如阵发性睡眠性血红蛋白尿症、范科尼贫血、伊文思综合征、免疫相关性全血细胞减少等。

8 非重型和重型再生障碍性贫血各自的诊断标准是什么？

重型再障的诊断标准为：重症再障又称为再障Ⅰ型，起病急、贫血进行性加重，伴严重感染和出血，骨髓增生广泛重度减低，同时血常规具备下述三项中的两项：①网织红细胞绝对值 $< 15 \times 10^9/L$；②中性粒细胞 $< 0.5 \times 10^9/L$；③血小板 $< 20 \times 10^9/L$。非重型再障的是由慢性再障发展而来，指尚未达到重型再障标准。如果经过一定的阶段后，出现病情突然加重，且临床表现、血象、骨髓象结果达到重型再障Ⅰ型诊断标准时，则称为重型再障Ⅱ型。

9 再生障碍性贫血还需与哪些疾病相鉴别？

再生障碍性贫血最显著的特点是骨髓造血功能衰竭，但是由于其临床表现（感染、出血、贫血）与血液系统中的一些疾病存在相似之处，还需要与这些疾病进行鉴别。相关疾病包括阵发性睡眠性血红蛋白尿症、骨髓增生异常综合征、急性白血病、急性造血功能停滞、反应性噬血细胞综合征等，可以针对各自的发病机制及骨髓活检进行鉴别诊断。

第三节 再生障碍性贫血的治疗与预后

1 再生障碍性贫血患者的治疗方案包括哪些？

患者确诊为再生障碍性贫血后，治疗内容一般包括：①对症治疗，主要是针对患者出现的贫血、出血和感染进行针对性治疗。通常认为

血红蛋白 < 60 g/L 可以进行输血治疗；若患者出血较严重则需要使用止血药，有些情况还需输注浓缩血小板或相应的凝血因子；感染较严重时可以选用适当的抗生素治疗；若合并肝功能损害可酌情选用护肝药物。②针对再障的发病机制也有一系列的治疗药物，例如免疫抑制治疗（抗淋巴/胸腺细胞球蛋白、环孢素等）及促进骨髓造血的药物（雄激素、造血生长因子）；③造血干细胞移植治疗效果好，但存在一定的移植条件。

2 再生障碍性贫血患者的治疗方案应如何选择？

再障的治疗方案除取决于患者全血细胞减少的原因和严重程度外，还需关注患者年龄、是否存在合并症等因素。对于 50 岁以下，无感染及其他并发症且有合适供体的重型再障患者，异体造血干细胞移植仍然是首选方案。而对于不符合条件或暂时没有匹配供体的再障患者，则应尽快开展有效的综合治疗。常使用抗胸腺细胞球蛋白和环孢素 A 联合的免疫抑制治疗，辅以适当的支持性治疗。若患者的临床表现比较显著，应及时采取对症治疗，如输血、止血、抗感染等。

3 再生障碍性贫血患者日常生活中应当如何护理？

再障患者全血细胞减少，极易受到外界环境的影响造成病情加重，因此应注重日常的保护措施。可分为以下几个方面。①预防感染：注意饮食清洁及环境卫生，保持患者口腔、皮肤清洁卫生；居室定时通风，尽可能避免出入人群密集的公共场所，尽可能降低感染风险；酌情使用预防性抗真菌药物；重型再障还需采取保护性隔离措施。②预防出血：减少不必要的活动以防止跌倒或外伤后出血不止；避免用硬毛牙刷刷牙，进食宜慢，减少口腔黏膜或牙龈出血。③杜绝接触各类危险因素：避免接触对骨髓有损伤的有毒、有害物质，避免应用某些抑制骨髓造血功能或抑制血小板功能的药物如氯霉素、保泰松等。④必要的心理治疗：再障病情较重、病程较长，患者易产生悲观情绪，应做好必要的心理疏导及心理护理。

4 再生障碍性贫血饮食方面有哪些注意事项？

再障患者在饮食上要避免辛辣、刺激、过冷、过硬的食物，禁食海鲜，宜进食清淡、易消化、高蛋白、富有营养、富含维生素的食物。

5 再生障碍性贫血患者经过充分的治疗后，会有什么效果？

对再障进行针对性治疗后，不同患者可能会有不同的反应，可分为基本治愈、缓解、明显进步和无效。可从患者症状、血常规结果、随访情况进行评估，而评估不同疗效的目的在于根据患者的不同反应调节治疗方案和剂量。

6 如何判断针对再生障碍性贫血的治疗效果？

如果患者对治疗有效，可以观察到临床表现改善、血细胞数量逐渐恢复、随访病情稳定等。基本治愈的标准是患者贫血和出血的症状消失，血常规结果显示血红蛋白恢复（男性 > 120 g/L，女性 > 110 g/L），中性粒细胞 > 1.5×10^9/L，血小板 > 100×10^9/L，而且随访 1 年以上未复发；缓解和明显进步的诊断标准为贫血和出血的症状消失或好转，血红蛋白和血小板数量有一定程度的增加，随访 3 个月病情稳定；而治疗无效是指经过充分治疗后，患者的症状和血常规均未明显改善。

7 如何根据不同的治疗效果调整再生障碍性贫血的治疗方案？

若患者治疗后，疗效达基本治愈、缓解或明显进步，则在 3 个月内不应输血。若患者无骨髓移植条件，且对抗胸腺细胞球蛋白耐药，可尝试大剂量环磷酰胺等其他免疫抑制药物。

8 有什么方法可以预防再生障碍性贫血的发生?

再生障碍性贫血的病因并不明确。先天性再障与遗传因素有关,而对于获得性再障,针对现有的一些可能致病因素,可以采取针对性的防护措施,如:①加强劳动和生活环境的保护,避免患者暴露于各类射线;②不过量接触有毒、有害化学物质如氯霉素、苯类化合物;③尽可能避免使用损伤骨髓或抑制血小板功能的药物。

9 经过治疗后,如何预防或延缓再生障碍性贫血的复发?

可以从以下几个方面对再障复发进行预防。①注意饮食:患者宜进食高蛋白、富含维生素、易消化的食物,促进自身体质的恢复,在一定程度还可纠正贫血。②避免接触有毒、有害物质或各类射线。③生活护理。预防感染,避免外伤,进行适度的体育活动。④进行心理疏导,保持积极乐观的态度。

10 再生障碍性贫血能被治愈吗?

再生障碍性贫血虽然听起来比较恐怖,但多数非重型再障经过合理的治疗仍能得到有效缓解甚至治愈。但重型再障起病急、病情重,治疗更加困难,仍存在一定比例的死亡病例。

11 再生障碍性贫血的预后如何?

再生障碍性贫血的预后取决于其临床分型。多数轻型再障(NSAA)经过适当的治疗后可以得到缓解甚至治愈,但也存在少数轻型再障进展为重型的概率;重型再障病情重,预后不佳,以往病死率极高。随着治疗方法的改进，重型再障的预后明显改善，其中感染和出血仍然是导致部分患者死亡的主要原因。

12 影响再生障碍性贫血患者预后的因素有哪些？

目前已知的影响再生障碍性贫血患者预后的因素涉及患者本身、病情及治疗等方面。患者本身因素包括年龄、性别、发病原因、细胞遗传学等；病情因素包括全血细胞减少程度、临床表现的轻重等；治疗因素包括治疗方案的选择、患者的依从性及移植效果等。

13 如何改善再生障碍性贫血患者的预后？

（1）早诊断、早治疗。符合条件的患者积极进行造血干细胞移植。

（2）注意日常护理，避免对骨髓进一步损伤，同时预防感染，纠正贫血，预防出血。

（3）定期监测病情，及时复查，根据疗效灵活调整治疗方案。

（4）重视支持治疗，避免由于严重感染、出血导致死亡。

（5）注重日常饮食，宜进食清淡、易消化、富含维生素的食物。

14 再生障碍性贫血会转变为白血病吗？

白血病是人们熟知的血液系统恶性疾病，也让人闻之色变。那么再生障碍性贫血是否可以发展为白血病呢？再生障碍性贫血的发病机制是骨髓造血功能衰竭，而白血病的发病机制是骨髓及外周血中出现了异常的白细胞而抑制了正常的造血，二者在临床表现上有着一些相似之处。有临床案例表明，后天获得性再生障碍性贫血是有可能发展为白血病的，而这种恶性演变可能与遗传学异常有关，提示再障患者若出现克隆造血改变，需定期复查骨髓形态、染色体核型、FISH及基因检测，以及时观察疾病变化。

15 海曲泊帕治疗再生障碍性贫血效果如何？

2021年6月，恒瑞医药自主研发并拥有自主知识产权的新型第二代小分子、口服、非肽类促血小板生成素受体（TPO-R）激动剂海曲泊帕（恒曲®）上市。海曲泊帕药物研发历经10年，分别在健康受试者和原发免疫性血小板减少症（ITP）患者中开展了Ⅰ期临床研究，并且在再生障碍性贫血（AA）患者中开展Ⅱ期临床研究及ITP患者中开展Ⅲ期临床研究，为海曲泊帕在AA和ITP领域的应用提供了充分的依据。

在一项IST疗效不佳的SAA患者中进行的多中心、单臂、Ⅱ期开放研究中，采用滴定给药的方式，海曲泊帕起始剂量为7.5 mg，每日1次。连续给药2周后，根据受试者血小板计数及安全性情况，给药剂量按每2周2.5 mg的剂量增加，逐步递增至10 mg、12.5 mg和15 mg，核心期共计给药18周。在55名接受治疗的受试者中，分别有23名和24名受试者在给药18周、24周时，获得至少一系的血液学应答，应答率分别为41.8%（95% CI：28.7%，59.9%）和43.6%（95% CI：30.3%，57.7%），单侧 P 值均<0.000 1，显著优于试验方案预设的无效应答率（10%）。在接受海曲泊帕治疗后，获得三系血液学应答的受试者例数随着治疗时间的延长而增加：从给药18周时的6例（10.9%），到给药24周时的9例（16.4%），再到给药52周时的12例（21.8%）。这表明延长治疗时间至52周可提高海曲泊帕的应答率，提升获得不同血液学应答的受试者的比例。

海曲泊帕作为首个中国自主研发的非肽类口服TPO-RA，也是国内唯一同时获批SAA/ITP适应证的TPO-RA。在治疗IST疗效不佳的SAA研究中，海曲泊帕可有效提升多系血液学应答、减少输注依赖、长期应用可达持续缓解，并且兼顾较好的安全性，可为相关疾病患者带来更多的临床获益。

16 老年重型再生障碍性贫血患者最佳治疗方法是什么？

重型再生障碍性贫血（SAA）多数起病急骤，病情进展迅速，得不到及时有效治疗的患者，绝大多数会死于感染或出血。目前临床上 SAA 的治疗主要是免疫抑制治疗（IST）和造血干细胞移植，对于 IST 疗效不佳且不适合移植的患者除了输血、抗感染等对症支持治疗，国内目前尚无有效的标准治疗方案。而对于老年 SAA 患者治疗方法更是有限，环孢素联合海曲泊帕或可成为老年重型再生障碍性贫血患者的最佳选择。

17 再生障碍性贫血患者接受海曲泊帕治疗需要做哪些复查？

（1）定期复查血常规：密切监测血常规三系指标，即血小板计数（PLT）、血红蛋白计数（Hb）和白细胞计数（WBC），并根据检测结果在医师指导下增加、减少或维持药物的治疗剂量。初始治疗期间每周复查一次血常规，监测血小板、白细胞及红细胞等血液指标的变化情况，评估治疗效果。待剂量稳定后建议每 2～4 周复查一次血常规，继续监测病情变化情况，并进行疗效评估。

（2）定期复查肝功能：监测肝功能指标，剂量调整期间每 2 周检测一次，达到稳定量后，每月检测一次。

（3）密切观察身体状态：留意服药后是否出现恶心、呕吐、消化不良、月经过多等不良反应，如有不适，及时就诊，并遵医嘱完善相关检查。

18 再生障碍性贫血患者服用海曲泊帕需要注意的事项有哪些？

（1）患者服药时要注意服用方式，如海曲泊帕需空腹口服，服药 2 小时后才能进餐，避免与餐同服。

（2）乳制品（如牛奶、酸奶、奶酪和冰激凌等）及含多价阳离子的矿物质补充剂（如铝、钙、镁、铁、硒和锌）至少在服药后 2 小时才能食用。

（3）治疗 SAA 时，建议患者至少接受 24 周的治疗。

19 2022 版再生障碍性贫血指南的总的治疗路线图是什么？

2022 版再生障碍性贫血指南的总的治疗路线图如图 6-1。

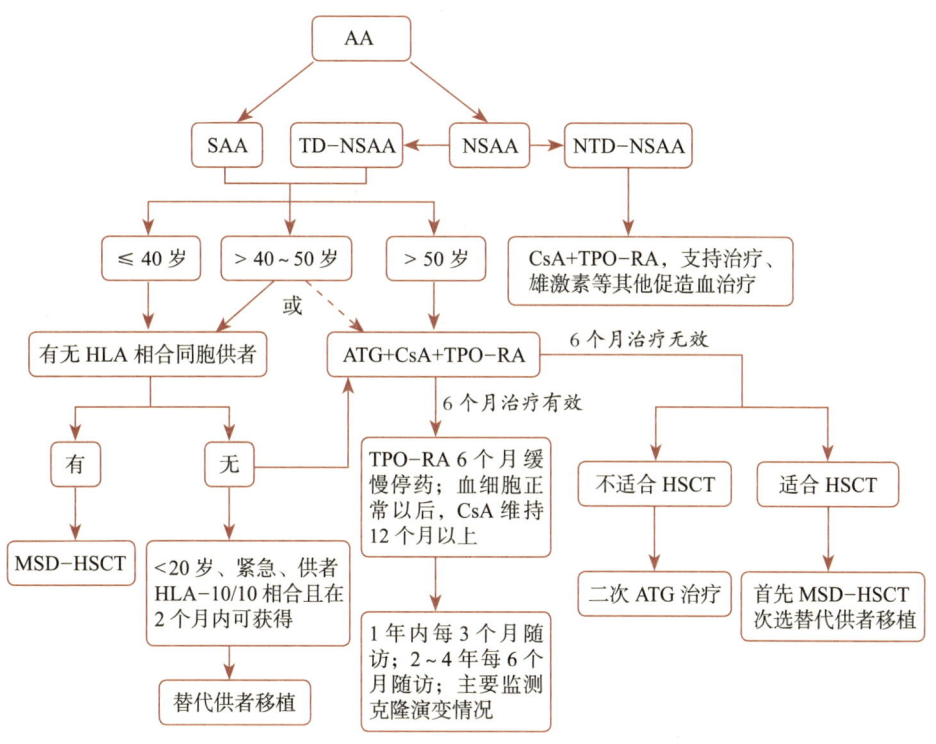

图 6-1　2022 版再生障碍性贫血指南的总的治疗路线图

20 再生障碍性贫血患者如何做好生活中的自我管理？

临床上，大多数 SAA 患者病程漫长，病情容易反复发作。患者做好生活中的自我管理也显得尤为重要。

（1）预防出血及出血倾向的自我观察：预防外伤，避免用手指挖外耳道、鼻孔、搔抓皮肤，避免用牙签剔牙，密切关注有无皮肤黏膜出血点、瘀斑，牙龈出血、鼻出血、咯血、呕血、黑便、血尿及不明原因的腹痛等内脏出血先兆。

（2）预防感染：注意个人卫生，勤洗手；避免到人群聚集的地方，出行戴无菌口罩；密切监测体温，必要时可预防性使用升白药物，如硫培非格司亭等。

（3）合理饮食：建议进食高蛋白、高维生素、易消化的新鲜食物，少食甚至禁食刺激性强、辛辣、易致敏、生冷及不易消化的食物。

（4）严格注意饮食卫生：必要时所有饮食进行高压灭菌或用微波炉消毒 3~5 分钟，碗筷使用前要消毒。

（5）遵医嘱规范治疗：定期随访，及时复查血常规等相关检查检验，如有不适，应及时就诊。

21 再生障碍性贫血免疫抑制治疗（IST）疗效良好的预测因素有哪些？

再生障碍性贫血免疫抑制治疗疗效良好的预测因素如下。

（1）年龄小。

（2）病情较轻。

（3）网织红细胞绝对值 $> 25 \times 10^9$/L 且淋巴细胞绝对值 $> 1.0 \times 10^9$/L。

（4）染色体异常 +8 或 del（13q）。

（5）存在 *PIGA* 基因突变或阵发性睡眠性血红蛋白尿克隆。

（6）端粒长度不能预测血液学反应，但长端粒组 IST 后总生存率高。

（7）*BCOR* 和 *BCORL1* 突变。

22 再生障碍性贫血需要祛铁治疗吗？

长期反复输血超过 20 U 和（或）血清铁蛋白水平 > 1 000 μg/L 的患者，有条件可进行肝脏、心脏 MRI 检查，明确铁过载程度。根据血细胞数量和脏器功能情况酌情给予祛铁治疗，以铁螯合剂为主，推荐使用去铁胺、地拉罗司。近期研究显示艾曲泊帕具有一定的祛铁作用，疗效与铁螯合剂相当，因此在 IST 联合 TPO-RA 治疗时代，祛铁治疗的策略是否面临改变尚需研究证实。

23 再生障碍性贫血疗效判断标准是什么？

（1）SAA 的 IST 疗效标准

完全缓解（CR）：Hb > 100 g/L；ANC > 1.5×10^9/L；PLT > 100×10^9/L。

部分缓解（PR）：脱离成分血输注，不再符合 SAA 诊断标准。

无效（NR）：仍满足 SAA 诊断标准。

（2）NSAA 的 IST 疗效标准

完全缓解（CR）：同 SAA 疗效标准。

部分缓解（PR）：脱离成分血输注（若既往输血依赖），或至少一系细胞数目增加 2 倍或达正常，或任何一系血细胞基线水平上升：Hb > 30 g/L（如治疗前 < 60 g/L）、ANC > 0.5×10^9/L（如治疗前 < 0.5×10^9/L）、PLT > 20×10^9/L（如治疗前 < 20×10^9/L）。

无效（NR）：疾病进展，或未能达到上述有效指标。

（王厚才　吴冬艳　徐沁涛）

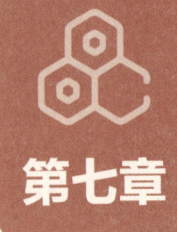

第七章

血红蛋白病

第一节 血红蛋白病概述

1 什么是血红蛋白病？

血红蛋白病是由于血红蛋白分子结构异常或珠蛋白肽链合成异常导致的遗传性血液病。临床可表现溶血性贫血、高铁血红蛋白血症或因血红蛋白氧亲和力增高或减低而引起组织缺氧或代偿性红细胞增多所致的发绀。

2 什么是血红蛋白？

血红蛋白（Hb）是红细胞内一种运输氧的特殊蛋白质，它是由珠蛋白和血红素两部分组成，通常可以使血液呈现为红色。Hb能与氧结合，运输氧和二氧化碳，是评价患者是否贫血的一个重要指标。

3 正常人的血红蛋白组成是什么？

（1）血红蛋白A（HbA）：占成人血红蛋白的96%~98%，由一对α链和一对β链组成（$α_2β_2$）。

（2）血红蛋白A2（HbA2）：由一对α链和一对δ链组成（$α_2δ_2$），占成人血红蛋白的2%~3%。

（3）胎儿血红蛋白（HbF）：由一对α链和一对γ链组成（$α_2γ_2$），

仅存在于胎儿血中，出生一年内含量逐渐降低至成人水平（1%左右）。

4 血红蛋白病在人群中的发病情况是怎样的？

全球约有1.5亿人携带血红蛋白病基因，主要集中在热带及亚热带地区，好发于地中海沿岸、美国黑种人人群、东南亚等地区，在我国以广西、广东、海南等地发病率较高。

5 血红蛋白病会传染吗？

不会。血红蛋白病是遗传病，不会通过呼吸道、消化道等传染给他人。

6 引起血红蛋白病的病因有什么？

血红蛋白病的发生主要与遗传因素有关。因珠蛋白基因突变引起，系常染色体显性遗传病，故又名为"家族性发绀症"。所以携带此显性基因均为易发人群。

7 血红蛋白病的发病诱因是什么？

呼吸系统、消化系统感染，用药不当如使用氧化剂类药物、磺胺类药物等，均可诱发血红蛋白病。

8 血红蛋白病会遗传吗？

会。血红蛋白病以常染色体显性遗传为主，是世界上最常见的出生缺陷之一，发病率位于各种出生缺陷中的第三位，已成为世界性的重大公共卫生问题。

9 哪些人容易患血红蛋白病？

有如下危险因素或诱因的人群更容易患血红蛋白病。
（1）遗传因素：家族中有血红蛋白病史的人群。
（2）区域因素：居住在热带或亚热带的人群。

10 血红蛋白病会累及哪些部位或器官？

本病属于全身性疾病，主要累及患者的血液系统，进而影响心脏、脑、肺脏、肾脏、胃肠、肝脏、脾脏等全身脏器的功能。

11 血红蛋白病有哪些类型？

血红蛋白病大体上分为两种类型：珠蛋白肽链合成数量异常（地中海贫血）和异常血红蛋白病。

12 珠蛋白肽链合成数量异常（地中海贫血）有哪些类型？

地中海贫血又称海洋性贫血，是因某个或多个珠蛋白基因异常引起一种或一种以上珠蛋白肽链合成减少或缺乏，导致珠蛋白肽链比例失衡所引起的 HA，以溶血、无效红细胞生成及不同程度的小细胞低色素性贫血为特征。主要有 α 和 β 地中海贫血两种类型，分别涉及 α 和 β 珠蛋白基因。

13 异常血红蛋白病的特点有哪些？

异常血红蛋白病是一组遗传性珠蛋白链结构异常的血红蛋白病，珠蛋白肽链结构改变导致血红蛋白功能和理化性质的变化或异常，表现为珠蛋白肽链多聚体形成（镰状细胞贫血）、氧亲和力变化、形成不稳定血红蛋白或高铁血红蛋白等，以溶血、发绀、血管阻塞为主要临床表现，绝大多数为常染色体显性遗传病。

第二节　血红蛋白病的临床表现与诊断

1　血红蛋白病有哪些典型症状？

轻者可无症状或有轻度贫血伴消瘦、苍白等。重者可有黄疸、肝脾大、生长发育迟缓、心律失常、心肌梗死、心力衰竭、脑出血、昏迷，甚至死亡。

2　异常血红蛋白病有哪些典型症状？

轻者有乏力、消瘦、皮肤黏膜苍白、头痛、失眠、多梦、记忆减退、注意力不集中等。重者可出现黄疸、肝脾大、发绀，甚至脑出血、昏迷、死亡。

3　珠蛋白生成障碍性贫血有哪些典型症状？

一些患者无症状或症状较轻。重者可有乏力、消瘦、皮肤黏膜苍白、黄疸、肝脾大、生长发育迟缓、骨质疏松等表现，也可伴有消化道症状，以及地中海特殊面容。

4　血红蛋白病可能伴有哪些症状？

（1）心脏症状：心律失常、心肌梗死、心力衰竭等。

（2）消化道症状：有些患者可出现腹痛、腹胀等。

（3）泌尿系症状：部分患者会出现肾区疼痛、尿血等。

5　血红蛋白病应去哪个科室就诊？

血红蛋白病属于内科学血液科方面，一旦发病应及时就诊于血液

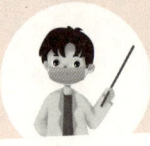

科，如出现较为紧急的病情，应马上就诊于急诊并进行对症支持处理。

6 血红蛋白病患者就医时医师会问及哪些问题？

就诊时医师可能会通过如下问题初步了解病情：①家里有没有其他人存在类似的情况或者诊断过血红蛋白病？②住在什么地方？③一般有什么症状？是否出现经常乏力、头晕、心前区不适、皮肤发黄等症状？④做过哪些检查？检查结果如何？

7 血红蛋白病可能有哪些查体异常？

①贫血的体征：面色及黏膜苍白、黄疸、肝脾大等。②地中海贫血的特殊面容：头颅较大，额头和颧骨都比较突出，两眼间距较宽，没有鼻梁或鼻梁塌陷，且发育比较缓慢。

8 血红蛋白病患者需要做哪些实验室检查？

（1）血常规及血涂片：患者可为小细胞低色素性贫血，并有网织红细胞增多，可见靶形红细胞。

（2）血生化：重型血红蛋白病患者可见胆红素显著升高。

（3）血红蛋白电泳：可见异常区带。

（4）心肌梗死三项及 BNP：部分伴有心肌梗死的患者可出现心肌酶及 BNP 的显著升高。

9 血红蛋白病患者需要做哪些影像学检查？

（1）腹部超声：血红蛋白病较重的患者可见肝脾大。

（2）颅脑 CT：一些患者可出现脑出血，颅脑 CT 可见高密度影。

（3）胸部 X 线或 CT：一些血红蛋白病患者可伴有肺部感染，可通过胸部 CT 辅助诊断。

10 血红蛋白病还需要做哪些检查?

（1）心电图：有些患者可见心律失常或缺血改变。

（2）基因诊断：如限制性内切酶图谱分析、限制性片段多态性分析（RFLP）、寡核苷酸杂交、聚合酶链反应（PCR）等。

第三节　血红蛋白病的治疗与预后

1 血红蛋白病能治愈吗?

地中海贫血是一种遗传性血液病，目前尚无药物和成熟的基因治疗方法。长期规范输血和祛铁是治疗中重型地中海贫血最主要的方法，脾切除术只是治疗地中海贫血的姑息手段。造血干细胞移植是目前可能治愈重型β地中海贫血的方法，根据干细胞来源可分为骨髓移植、外周血干细胞移植和脐带血移植。

2 血红蛋白病的一般治疗措施有哪些?

（1）注意护理，积极防治各种感染，如出现感染，要及时使用抗生素。

（2）适当补充叶酸，禁用氧化型药物。

（3）对于存在心律失常及心功能不全的患者，应积极对症治疗。

（4）避免处于缺氧或低氧的环境中。

3 血红蛋白病有哪些药物参与治疗?

由于个体差异大，用药不存在绝对的最好、最快、最有效，除常用非处方药外，应在医师的指导下充分结合个人情况选择最合适的药物。

（1）祛铁剂：如去铁胺，是临床上应用最广泛、效果较好的一种祛铁剂。①不良反应：关节疼痛、一过性肝药酶升高、粒细胞缺乏症等。②禁忌证：严重肾功能不全患者禁用。③注意事项：妊娠患者不宜应用，老年人慎用。

（2）γ珠蛋白基因诱导药物：如羟基脲，常用于恶性黑色素瘤、胃肠癌、乳腺癌、膀胱癌、头颈部癌、恶性淋巴瘤及急、慢性粒细胞白血病等，也可用于重型β地中海贫血患者。①不良反应：较少出现血管溃疡和血管坏死。②禁忌证：孕妇禁用。③注意事项：肝、肾功能不全者慎用；用药期间应定期检查血象。

4 血红蛋白病有哪些手术治疗方法？

（1）造血干细胞移植：是治愈重型β地中海贫血患者的唯一手段，有条件者可行该治疗。

（2）脾切除：适用于重症伴脾功能亢进者，可使红细胞寿命延长，溶血减轻，对中度贫血患者效果较好，但对重型患者效果欠佳。

5 血红蛋白病有哪些中医治疗方法？

中医证候将该血红蛋白病归属于"血虚""虚劳""童子劳""虚黄""眩晕""五软五迟"等范畴，应予以补肾益髓法治疗。

6 血红蛋白病的其他治疗措施有哪些？

输血治疗。对于血红蛋白病重型患者可予以大量输血治疗，以提高血红蛋白水平，同时予以铁螯合剂治疗。

7 血红蛋白病的预后如何？

血红蛋白病无法根治，但可通过及时的纠正贫血及对症支持治疗缓解各类并发症，改善患者的生活质量。

8 血红蛋白病会复发吗？

本病有复发的可能。

9 血红蛋白病可能有哪些并发症？

血红蛋白病的主要并发症有心力衰竭、心肌梗死、心律失常、感染等。

10 血红蛋白病患者如何进行日常生活管理？

血红蛋白病的日常生活管理重在预防各种感染及对症支持护理。血红蛋白病在一定程度上是可以预防的，通常的预防方式是婚前检查、遗传咨询及产前诊断。

11 对哪类人群应进行血红蛋白病的筛查？

有家族史的人群和流行地区人群备孕时应注意筛查。

12 血红蛋白病妇女推荐怀孕吗？

在备孕时，对高危家族史的夫妻双方进行产前诊断，早期发现严重型血红蛋白病胎儿，及早终止妊娠。对于有缺陷基因携带的备孕夫妻，实行体外受精，对胚胎进行基因检测，剔除基因缺陷胚胎，移植入宫正常胚胎，减少患儿的出生概率。

13 怀孕的女性患者如何做好产前体检预防血红蛋白病？

对于父母携带有血红蛋白病异常基因的胎儿，可进行羊水细胞、绒毛细胞基因诊断，以检查胎儿是否携带地中海贫血的突变基因。如果携带，最好及时终止妊娠。

14 血红蛋白患者如何做好日常护理？

（1）预防呼吸道感染和消化道感染，以免诱发溶血、贫血。

（2）避免使用氧化剂，如用过氧化氢、碘伏消毒，服用磺胺类药物等。

（3）适当运动，不要剧烈运动，以免引发溶血。

15 血红蛋白病患者如何做好家庭护理？

（1）保持环境清洁卫生，给予患者及时合理的系统护理，预防各系统感染，例如做好口腔护理、会阴肛门护理。

（2）避免让患者处于缺氧或低氧的环境中。

（3）合理安排作息，注意休息，避免过度劳累及剧烈活动，尤其对于严重贫血患者，应根据自身活动耐力情况制订活动强度、持续时间及休息方式。

16 血红蛋白病患者需要日常监测哪些指标？

密切监测贫血所造成的各种并发症，监测生命体征变化，预防感染及病情加重。

17 如何预防血红蛋白病？

在血红蛋白病高发地区及患者家系中，应做好血红蛋白病普查、遗传咨询和婚前检查。必要时进行产前诊断，做好优生工作，尽可能避免严重型血红蛋白病患儿的出生。

18 在北方地区地中海贫血真的很少见吗？

地中海贫血在中国的高发区主要集中在广东、广西和云南地区。

从世界发病范围来看，地中海高发地区基本和疟疾高发区一致。因为红细胞内血红蛋白由于遗传基因缺陷，导致珠蛋白肽链合成障碍，患者出现了一系列贫血的症状，在临床上，地中海贫血包括地中海贫血基因携带者、轻度地中海贫血、中度地中海贫血和重度地中海贫血4种类型。但中国近几十年的发展突发猛进，随着人口迁移的增多和南北方通婚增加，北方散发病例越来越多，在北方地中海贫血容易被漏诊，它们在检验上的表现都是小细胞低色素性贫血，其表现即是贫血的症状。尤其是部分地中海贫血患者可以同时合并缺铁性贫血，更容易漏诊。

19 地中海贫血一定要禁止补铁吗？

地中海贫血一般不能补铁，主要是由于长期的输血治疗，易导致体内铁过载，影响器官功能，故患者可选择祛铁治疗。但是一些地中海贫血基因携带者或轻度地中海贫血患者可以合并缺铁性贫血，此时需要补铁治疗以纠正机体缺铁状态，进而改善贫血。

20 新生儿有必要做地中海贫血基因筛查吗？

地中海贫血是常染色体隐性遗传病，并且在我国高发，表型正常的父母可能为地中海贫血基因携带者，也有可能生育地中海贫血婴儿，故新生儿筛查必不可少！

新生儿地中海贫血基因筛查的意义：及时筛查、确诊新生儿地中海贫血，提供有效的遗传咨询，防止再次生育中重型地中海贫血患儿；若发现患儿为地中海基因携带者，可在将来婚育时进行遗传咨询。

早期规范治疗重型地中海贫血，保障患者生存质量，为以后进行造血干细胞移植术提供基础条件。

早期对中间型地中海贫血患者进行规范治疗，避免并发症的发生。

（闫安　蒋琳）

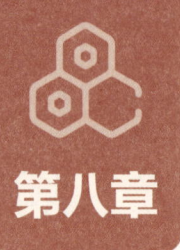

第八章

肾性贫血

第一节 肾性贫血概述

1 肾性贫血的定义是什么？

肾性贫血是指慢性肾脏病（CKD）患者因促红细胞生成素（EPO）减少、铁代谢障碍和炎症等因素导致的贫血，表现为血红蛋白（Hb）持续低于正常值。

2 肾性贫血的核心发病机制是什么？

肾性贫血的核心发病机制有：①EPO生成不足；②铁缺乏或利用障碍；③尿毒症毒素抑制骨髓造血；④炎症状态缩短红细胞寿命。

3 炎症如何加重肾性贫血？

慢性肾脏病患者常伴有微炎症的状态，微炎症状态影响了内源性促红细胞生成素的合成，并抑制了胃肠道铁的吸收，加重了贫血；同时炎症因子（IL-6、TNF-α）可抑制升高铁调素（阻碍铁释放）、缩短红细胞寿命。

4 为什么慢性肾脏病患者易合并铁缺乏？

慢性肾脏病患者易合并铁缺乏的机制有：慢性炎症抑制肠道铁吸收、透析失血（管路残留、频繁抽血）、铁调素升高阻碍铁释放。

第二节 肾性贫血的治疗

1 肾性贫血治疗办法有哪些?

肾性贫血治疗办法包括肾脏本身疾病治疗、针对贫血的治疗及透析治疗。①肾脏本身疾病治疗：肾性贫血是由于长时间慢性肾功能不全导致促红细胞生成素减少引起的贫血，需要对肾脏本身疾病进行治疗，才能从根源上解决肾性贫血问题。②针对贫血的治疗：肾性贫血是由于长时间促红细胞生成素减少引起的，可给予重组人促红细胞生成素，用于纠正肾性贫血。同时由于肾性贫血往往合并缺铁及叶酸 B_{12} 缺乏，在补充红细胞生成素同时，还需要补充铁剂、叶酸等。最新治疗策略还有应用红细胞生成刺激剂（ESA）和低氧诱导因子脯氨酰羟化酶抑制剂（HIF-PHI）治疗。③透析治疗：透析治疗有助于清除血液中红细胞生成素抑制物，对于贫血纠正有帮助。

2 红细胞生成刺激剂（ESA）的作用机制是什么?

红细胞生成刺激剂（ESA）是通过外源性补充重组人促红细胞生成素或类似物，刺激骨髓红系前体细胞增殖分化。

3 哪些患者需优先使用红细胞生成刺激剂（ESA）?

优先使用 ESA 的患者为：血红蛋白 < 100 g/L 且铁储备充足［铁蛋白 > 100 μg/L，转铁蛋白饱和度（TSAT）> 20%］的非透析或透析 CKD 患者。

4 红细胞生成刺激剂（ESA）的常见副作用有哪些？

ESA的常见副作用有高血压、血栓风险增加、纯红细胞再生障碍（PRCA）、肿瘤进展风险（癌症患者慎用）。

5 如何处理红细胞生成刺激剂（ESA）耐药？

治疗肾性贫血出现ESA耐药时，需要：①调整治疗方案。更换ESA药物，以应对已经产生耐药性的情况。例如，可以尝试使用不同品牌或剂型的ESA药物，或者调整给药方式和剂量。②联合治疗。考虑采用多种药物联合治疗的方法。这种方法可以通过同时使用多种不同的药物来抑制耐药性的发展，从而提高治疗效果。③增强免疫调节。通过应用免疫调节剂如白介素-2等方法，可以提高患者的机体免疫力，从而更有效地对抗耐药性。这些免疫调节手段通常作为辅助治疗，与ESA药物共同使用，以达到更好的治疗效果。④预防感染扩散。为防止耐药菌的传播，应采取严格的感染控制措施，包括医院内的隔离措施、手卫生及环境清洁等。

6 什么是低氧诱导因子脯氨酰羟化酶抑制剂（HIF-PHI）？

低氧诱导因子脯氨酰羟化酶抑制剂（HIF-PHI）是一类通过调节机体缺氧反应机制改善贫血的药物。其核心机制是抑制脯氨酰羟化酶（PHD）活性，稳定低氧诱导因子（HIF），促进EPO合成，进而刺激红细胞生成，用于治疗慢性肾病相关贫血，尤其适用于对传统治疗反应不佳的患者。低氧诱导因子脯氨酰羟化酶抑制剂（如罗沙司他），通过稳定HIF-α促进内源性EPO生成并改善铁利用。目前HIF-PHI类药物主要包括罗沙司他（FG-4592）、Vadadustat（AKB-6548）、Daprodustat（GSK-1278863）和Enarodustat。其中FG-4592已在中国和日本上市，是中国国家药品监督管理局批准上市的全球第一个

HIF-PHI 类药物。

7 低氧诱导因子脯氨酰羟化酶抑制剂（HIF-PHI）相比红细胞生成刺激剂（ESA）的优势有哪些？

HIF-PHI 相比 ESA 的优势有口服给药、改善铁代谢、炎症状态下仍有效、无须严格监测铁储备。

8 肾性贫血患者合并心力衰竭时如何治疗？

肾性贫血患者合并心力衰竭时要注意：谨慎使用 ESA（可能加重心力衰竭），优先纠正铁缺乏，必要时小剂量输血，联合利尿剂改善缺氧。

9 肾性贫血患者饮食需注意什么？

肾性贫血患者饮食需注意营养均衡、适量优质蛋白（避免营养不良）、限制高磷食物（如加工食品）、补充维生素（如补充维生素 C 促进铁吸收）、避免高钾食物等。

10 肾性贫血患者为何需控制血压？

对于肾性贫血来说，控制好血压具有极其重要的意义。控制好血压可以：①保护肾功能，控制血压可以减少肾小球内的高压力，延缓肾小球硬化和肾功能恶化。②减少蛋白尿，控制血压有助于减少蛋白尿，从而保护肾脏免受进一步的损伤。③减缓肾脏病变，高血压会促进肾脏炎症反应和纤维化过程，这是肾脏病变的关键机制。通过控制血压，可以减缓这些病理过程，从而减缓肾脏病变的进展。④红细胞生成刺激剂（ESA）可能升高血压，增加心血管事件风险。

11 妊娠合并肾性贫血的管理要点有哪些?

妊娠合并肾性贫血需要严格监测血红蛋白,优先静脉补铁(因口服吸收差),慎用红细胞生成刺激剂(ESA)(潜在胎儿风险),必要时输注红细胞悬液纠正贫血。

12 未来肾性贫血的治疗方向是什么?

未来肾性贫血的治疗方向有:①新型 HIF-PHI 药物开发;②铁调素抑制剂;③基因疗法促进 EPO 表达;④精准个体化治疗。

(王厚才　姚庆春)